O Coração Sente,
O Corpo Dói

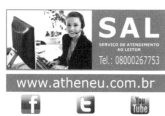

O Coração Sente, O Corpo Dói

Como reconhecer e tratar a fibromialgia

7ª Edição

Evelin Goldenberg

Mestre em Reumatologia pela Universidade Federal de São Paulo/Escola Paulista de Medicina.

Doutora em Reumatologia pela Universidade Federal de São Paulo/Escola Paulista de Medicina

Membro da Sociedade Brasileira de Reumatologia

Reumatologista do Hospital Israelita Albert Einstein

Reumatologista da Clínica Reumatológica Goldenberg

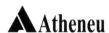

EDITORA ATHENEU	São Paulo —	Rua Jesuíno Pascoal, 30 Tels.: (11) 6858-8750 Fax: (11) 6858-8766 E-mail: atheneu@atheneu.com.br
	Rio de Janeiro —	Rua Bambina, 74 Tel.: (21) 3094-1295 Fax: (21) 3094-1284 E-mail: atheneu@atheneu.com.br
	Ribeirão Preto —	Rua Barão do Amazonas, 1.435 Tel.: (16) 3323-5400 Fax: (16) 3323-5402 E-mail: editoratheneu@netsite.com.br
	Belo Horizonte —	Rua Domingos Vieira, 319 — Conj. 1.104

PROJETO GRÁFICO/DIAGRAMAÇÃO: Fernando Palermo
CAPA: Sense Design
ENDEREÇO DA AUTORA: Dra. Evelin Goldenberg
Clínica Reumatológica Goldenberg
Av. 9 de Julho, 4.303 - Jardim Paulistano - São Paulo - SP
CEP: 01407-100 – Tel.: (11) 3887-0627 – Fax: (11) 3887-0428
www.clinicagoldenberg.com.br – www.portaldacoluna.com.br
e-mail: evelindiana@uol.com.br

Dados Internacionais de Catalogação na Publicação (CIP)
(Câmara Brasileira do Livro, SP, Brasil)

Goldenberg, Evelin
 O coração sente, o corpo dói: como reconhecer e tratar a fibromialgia/ Evelin Goldenberg. -- 7. ed. -- São Paulo: Editora Atheneu, 2014.

 Bibliografia.
 ISBN 978-85-388-0566-3

 1. Doenças - Causas 2. Dor 3. Fibromialgia - Diagnóstico 4. Fibromialgia - Obras de divulgação 5. Fibromialgia - Tratamento I. Título.

14-09680   CDD-616.74

Índices para catálogo sistemático:
1. Fibromialgia : Diagnóstico e tratamento: Obras de divulgação: Medicina   616.74

GOLDENBERG, Evelin
O Coração Sente, o Corpo Dói — 7ª Edição

© Direitos reservados à EDITORA ATHENEU, 2015

Dedicatória

Aos meus pais, José e Priscila, pela vida.
Ao Renato, meu marido, pelo companheirismo.
À Bruna e Carla, minhas filhas, pelo incentivo.
Aos meus avós Abraham e Dora (in memoriam)*,
pelos ensinamentos.*
E aos meus avós Bertha e Srul (in memoriam)*, pelas lembranças.*
*O apoio, o amor, o carinho e a alegria de vocês me ajudam a focar
sempre o que é mais importante.*

Agradecimentos

Agradeço de coração

Aos meus pacientes que, ao compartilharem comigo suas dores e seus amores, estimularam o meu crescimento profissional e me inspiraram a reunir a bagagem que deu origem a esse livro.

Aos meus mestres, pelas valiosas lições que me ensinaram, em especial ao Prof. Dr. José Goldenberg, por ter me encorajado a ser um entre os e não apenas mais um, e ao Dr. Renato Mariano, grande incentivador do estudo da dor.

E a todos que acreditaram neste trabalho e contribuíram para torná-lo realidade.

Apresentação à segunda edição

Livro muito bem escrito que, apesar de ser tema basicamente técnico, plenamente satisfaz ao leitor comum. Apresenta informações interessantes, ao se considerar a competência da autora. Trata-se de um livro não apenas agradável de ler, mas, segundo meu ponto de vista, de grande utilidade.

É de se esperar que a autora não se contente apenas com este livro e que outros sigam, ao nível da mesma excelência.

José Mindlin

Apresentação

Este livro foi uma grata surpresa, a começar pelo título.

Em vez de um relato frio e distante de sintomas que afetam apenas o físico, deparei-me com uma análise dos labirintos que a mente humana pode percorrer e muitas vezes se expressam através do corpo.

Cada um dos 20 capítulos nos reserva uma série de ensinamentos que servem de alerta e oferece uma visão nova das nossas próprias dores e queixumes. É impossível atravessá-los incólume, sem refletir sobre como as dificuldades emocionais e o próprio estresse nosso de cada dia podem minar a nossa saúde.

"Mens sana in corpore sano" é a base da sua terapia.

A abordagem das diversas síndromes dolorosas, seguida das mais variadas sugestões para abrandar as dores, apontam uma saída: como conseguir conviver com o que nem sempre podemos eliminar.

Será uma leitura preciosa e extremamente útil para todos, como foi para mim.

Carinhosamente,

Eva Todor, *atriz*

Prefácio

O tema é polêmico e desafiante, uma vez que a Fibromialgia é uma doença de diagnóstico difícil, muitas vezes confundida com outras entidades mórbidas e, não raro, atribuída a distúrbios emocionais. As dores musculares em pontos diversos, a irritabilidade, a cefaleia e a incidência maior em pacientes do sexo feminino são algumas de suas características mais marcantes.

A Dra. Evelin Goldenberg, profunda conhecedora do tema, contempla a comunidade com este excelente manual que certamente trará grande contribuição aos portadores dessa enfermidade e a seus familiares.

Os capítulos didaticamente apresentados e redigidos de forma clara enriquecem sobremaneira a obra.

Prof. Antonio Carlos Lopes
Professor Titular da Disciplina de Clínica Médica da Universidade Federal de São Paulo - Escola Paulista de Medicina Presidente da Sociedade Brasileira de Clínica Médica

Introdução

Uma Luz no Fim do Túnel

> *"O meu sonho de consumo é passar 24 horas sem dor em 46 anos de vida."*
> Vera, portadora de fibromialgia

Insuportável para quem tem. Incompreensível para quem acompanha de fora. A fibromialgia é uma doença real, debilitante, que provoca dores persistentes e generalizadas pelo corpo – se além delas você sentir um cansaço desproporcional ao esforço feito, não dormir bem, tiver enxaqueca, sensação de formigamento nos braços e/ou nas pernas, além de uma irritabilidade inexplicável, atenção, você é um sério candidato! Embora não mate, deforme, nem enlouqueça o portador, ela prejudica (e muito!) sua qualidade de vida.

As dores físicas são agravadas por uma outra dor, a da incompreensão. O contato com pacientes e familiares me fez perceber o quanto a falta de informações e de um diagnóstico confiável intensifica seu sofrimento. Uma historiadora que chamarei de Paula, autora de uma significativa produção intelectual, procurou-me apresentando todos os sintomas de fibromialgia e extremamente ofendida com o médico que atribuíra suas dores à "falta de tanque". Outra paciente, Beatriz, após reclamar de suas muitas dores, ouviu de um médico o seguinte comentário: "É sinal de que você está viva. De que tem perna, braço..." Se um profissional da saúde, que seria o encarregado de tratar esse mal-estar, reage com tamanha incompreensão, o que esperar das demais pessoas? A solidão e a carência desses pacientes influenciaram minha trajetória profissional.

Quando optei pela reumatologia, uma especialidade médica desconhecida por boa parte da população, inclusive mães de reumatologistas[1], meu objetivo era contribuir para aliviar a dor das pessoas. À medida que fui me familiarizando com as doenças que afetam as articulações e estruturas anexas – músculos, tendões, ligamentos, cartilagens e ossos – e conhecendo as histórias dos pacientes, eu me deparei com um grupo de sofredores absolutamente infelizes, na sua maioria mulheres, que peregrinavam por consultórios médicos sem obter o esperado alívio para as suas queixas.

Como em geral tinham uma aparência saudável e manifestavam sintomas pouco esclarecedores, eram orientados a fazer dezenas de exames. Todos davam resultados normais ou traziam algum achado que não esclarecia suas queixas, o que era decepcionante para o paciente. Infelizmente, há dores cujas causas não são descobertas por métodos de diagnóstico por imagem, mesmo os de última geração. Nenhum exame substitui o ato médico bem realizado.

A prescrição quase sempre se resumia a anti-inflamatórios. Depois de tomarem vários, indicados por médicos, farmacêuticos ou até vizinhos, sem sucesso, e passarem por diversos especialistas (clínicos gerais, ortopedistas, neurologistas e até psiquiatras), esses pacientes começavam a achar que sofriam de uma doença rara, grave ou de alguma forma de loucura, o que potencializava suas dores. Resultado: chegavam ao meu consultório desiludidos, desacreditados pelas famílias, que não levavam a sério aquelas dores não comprovadas por exames, e sem perspectiva de se livrarem do seu tormento.

Decidida a ajudá-los, resolvi ir à luta. Comecei a estudar a fundo as síndromes dolorosas. Além de apresentar sintomas variados, a fibromialgia pode se associar a outras doenças, o que torna o diagnóstico ainda mais complexo. Disposta a elucidar as diversas partes desse quebra-cabeça, passei a frequentar congressos médicos internacionais sobre dor, além dos eventos na área de reumatologia. Queria aprender mais a respeito dos mecanismos envolvidos na transmissão e percepção

---

[1] A afirmação de que até mães de reumatologistas desconhecem essa especialidade médica é apresentada em um livro muito difundido na nossa área, *Segredos em Reumatologia*, de Sterling West (Editora Artmed).

dos estímulos dolorosos, que estão em desarranjo nos portadores de fibromialgia. Mergulhei nos livros de farmacologia (parte da medicina que estuda os medicamentos) a fim de conhecer o arsenal terapêutico disponível para tratamento das dores crônicas. Seria preciso dominar bem cada um desses fármacos, seus benefícios e efeitos colaterais, para achar a combinação exata, capaz de cobrir as diversas queixas trazidas pelos pacientes.

Enquanto isso, fui percebendo que a medicação era apenas uma parte da história. O tratamento consiste num pacote de medidas. Exercícios físicos e técnicas de autocontrole, por exemplo, são fundamentais para a recuperação, desde que bem orientados. Acupuntura também é um excelente coadjuvante, descobri em uma pesquisa que realizei para a minha tese de doutorado. O mais importante, no entanto, é ouvir o paciente. Sobretudo no caso dessa síndrome, que tem um forte componente emocional, cuja origem pode estar em tempos bem anteriores às manifestações dolorosas, até mesmo na infância.

Nos últimos anos, atendi centenas de portadores de fibromialgia no consultório, na Escola Paulista de Medicina e no Hospital Albert Einstein, em São Paulo. Essa experiência me autoriza a afirmar que praticamente não existe dor intratável. O que existe é dor mal diagnosticada, mal tratada ou pacientes que não querem ser tratados. Sempre digo que uma pessoa tem que querer e poder se tratar. Portanto, se você (ou alguém que você ama) ainda não achou o alívio desejado, não desista!

Na maioria dos casos, só de saber que tem uma doença real, após anos de dúvidas e sofrimentos, o paciente já apresenta uma melhora considerável no seu quadro. Essa constatação me animou a escrever este livro, destinado a portadores de fibromialgia, familiares e a todas as pessoas interessadas em conhecer melhor a síndrome. Meu objetivo é orientar para que possam identificar seus sintomas e buscar a ajuda de um reumatologista, que é o especialista capacitado a diagnosticar e tratar a fibromialgia.

A educação, apoiada em dados atualizados e evidências científicas, é o primeiro passo para a recuperação, já que possibilita a adoção de medidas preventivas e melhora a qualidade de vida. Acredite: é possível viver bem com a síndrome e apesar dela. Nas próximas páginas você vai descobrir como.

Evelin Goldenberg
Inverno de 2005

Sumário

1. **Fibromialgia? Que Doença É Essa?,** 1
   Quem são os maiores atingidos e de que forma ela prejudica a qualidade de vida. Conheça melhor a síndrome que parece vir do nada.

2. **Os Principais Sintomas,** 9
   Dores persistentes, fadiga e distúrbios do sono encabeçam a lista, que inclui também formigamento e depressão. Saiba reconhecer esses indícios.

3. **De Onde Vem Tanta Dor,** 21
   O que acontece no sistema nervoso central e periférico para amplificar a dor: o excesso de substância P, a falta de serotonina e outras alterações.

4. **Quais São os Gatilhos,** 25
   Predisposição genética, estresse físico e emocional, acidentes, cirurgias, ataques virais, o que pode desencadear a fibromialgia?

5. **O Peso das Emoções,** 31
   Como a história de vida e o estresse de todo dia contribuem para o aparecimento, a manutenção e o agravamento das dores e outras queixas.

6. **Dá para Prevenir?,** 37
   Alimentação saudável, exercícios físicos, combate ao tabagismo. O que fazer para se proteger, sobretudo se tiver casos na família.

7. **Diagnóstico Acertado,** 45
   Exames de última geração não identificam a fibromialgia, apenas excluem outras suspeitas. A tarefa cabe a um médico experiente.

8. **Doenças Que se Confundem,** 45
   Osteoartrose e artrite estão entre as enfermidades que apresentam sintomas semelhantes aos da fibromialgia ou atacam ao mesmo tempo.

9. **Você Não Está Louco,** 61
   O diagnóstico traz alívio. Após peregrinar por consultórios e aguentar até a desconfiança da família, finalmente a pessoa descobre o que tem.

10. **Princípios do Tratamento, 63**
   Um pacote de medidas que engloba medicamentos, exercícios físicos e coadjuvantes, e varia conforme o caso, traz de volta o bem-estar.

11. **As Armas Químicas, 67**
   As principais indicações dos diversos remédios usados no tratamento da fibromialgia e as últimas novidades dos laboratórios.

12. **Exercícios, na Medida Certa, 77**
   Se não for personalizada e muito bem orientada, a prática regular de atividade física pode piorar o quadro em vez de fazer bem.

13. **Muito Além da Fisioterapia, 83**
   Isolados, os choquinhos, fornos e ultrassom pouco adiantam. O treinamento físico é o mais importante para a recuperação.

14. **Acupuntura e Outros Métodos Complementares, 89**
   Saiba o que realmente funciona e o que ainda não tem comprovação científica para não perder tempo, nem dinheiro.

15. **O Valor da Psicoterapia, 95**
   A terapia cognitivo-comportamental ajuda a administrar o estresse, reorganizar sua vida e até mesmo vencer a dor.

16. **O que Você Pode Fazer para se Ajudar, 101**
   Sugestões úteis para aliviar os sintomas e outros cuidados que diminuem a dor, melhoram o sono e auxiliam a recuperação.

17. **O Dia Seguinte, 107**
   Quanto tempo demora para os remédios fazerem efeito? É possível se livrar de todas as queixas? Existe cura para fibromialgia?

18. **Mitos e Verdades, 111**
   O que é verdadeiro e o que é falso do que se ouve falar sobre essa doença real e debilitante, que provoca um sofrimento intenso agravado pela incompreensão.

19. **Teste: Será que Você Tem Fibromialgia?, 115**
   Para ajudá-lo a reconhecer a síndrome, de preferência o quanto antes.

20. **Daqui pra Frente, 117**
   Chegou a hora de cuidar melhor de si!!!

Todo mundo é capaz de suportar uma dor
com exceção de quem a sente.

WILLIAM SHAKESPEARE, dramaturgo inglês (1564-1616)

Fibromialgia?
Que Doença É Essa?

"**Doutora, você é a minha última esperança!**" Mal entrou no consultório, Mariângela[1], 50 anos, professora universitária, foi logo contando sua história. "Eu já estive em vários médicos, tomei todos os remédios, fiz cirurgia e nada. Depois de ver uma entrevista sua, eu me 'diagnostiquei' com fibromialgia. Se você não puder me ajudar, nem sei mais o que vou fazer." Em seguida, depositou sobre a mesa uma sacola de *shopping center* repleta de exames normais ou que não esclareciam suas queixas. Havia ressonância magnética, tomografia, ultrassom, raios X, dosagens sanguíneas. Passou a me mostrar um por um. Pedi que guardasse tudo e me dissesse qual era o seu problema.

Tudo começou com uma dor no pescoço, que ela atribuiu a uma noite mal dormida. Como a dor persistia, foi a um ortopedista, que solicitou uma radiografia e prescreveu anti-inflamatórios. Não adiantou. Depois, apareceu uma dor no ombro. Mariângela foi a outro médico, que suspeitou de bursite e implantou um tratamento que não produziu resultado. Apenas no ombro, foram feitas cinco infiltrações. Pouco tempo depois, surgiram dores na coluna. Ela procurou outro profissional e mais outro, depois outro, trinta médicos no total. Em geral, solicitavam exames de imagem, que davam todos normais. Começaram a desconfiar de que o seu mal era psicológico. Enquanto isso, as dores progrediam. O décimo médico resolveu tratar a hérnia de disco detectada numa ressonância magnética.

---

[1] Todos os nomes dos pacientes foram mudados para preservar a identidade de cada um. Qualquer semelhança é mera coincidência.

Mariângela estava convencida de que a hérnia era a responsável pelo seu mal-estar. Afinal, tinha que haver uma explicação palpável para seus anos de sofrimento. Aquele exame alterado era a justificativa da qual ela precisava para si mesma e para os familiares. Só que o tratamento instituído não surtiu efeito. Nem poderia, porque a presença da hérnia não esclarecia os sintomas que, a essa altura, ela já manifestava: dores no corpo inteiro, cansaço excessivo, sono de má qualidade, dores de cabeça. O fato é que muita gente pode ter hérnia, sem que isso traga prejuízo. Estudos científicos revelam que 30% das pessoas que não têm queixas de dor nas costas e se submetem a uma ressonância nuclear magnética da coluna terão no laudo protrusões ou hérnias discais. No caso de Mariângela, o sofisticado método de imagem colaborou para mais um erro no diagnóstico. É importante salientar que laudos de exames só têm valor se corresponderem às queixas e aos achados do exame físico do paciente. Se isso não for levado em conta, corremos o risco de tratar resultados de exames e não pessoas.

Mariângela fez dez, vinte, trinta sessões de fisioterapia, incluindo TENS (choquinhos), ondas curtas, ultrassom e RPG (Reeducação Postural Global), sem melhora. Tomou tantos anti-inflamatórios que seu estômago já começava a protestar. Passou por uma cirurgia da coluna, mas as dores pareciam piores a cada dia.

Quando veio ao meu consultório, relatou uma dor descomunal e já exibia sinais claros de depressão. Chorava muito e dizia: "Acho que não vou melhorar nunca". Tinha engordado bastante e sua autoestima estava por um fio. Não queria mais ir ao cinema, ao teatro e faltava muito ao trabalho. Achava que sofria de alguma doença grave, talvez um câncer ósseo ou algum tipo severo de artrite que deformaria seus ossos e a colocaria numa cadeira de rodas. Contou que o marido dizia que "era tudo da cabeça dela". Afinal, já tinha feito todos os exames, inclusive ressonância magnética, múltiplos tratamentos, até cirurgia e nem assim parava de reclamar... Não era possível que tanta dor viesse do nada.

E, realmente, não vem. Mariângela é portadora de fibromialgia, uma síndrome de amplificação dolorosa, não-inflamatória, que atinge de 2% a 5% da população. Parece pouco, mas se usarmos como referência as estimativas do IBGE para a população em junho de 2004, 178 milhões de brasileiros, ela acomete algo entre 3,5 a 8,9 milhões de pessoas no país. Calcula-se que um em cada 50 americanos sofre de fibromialgia. Cerca de 14% a 20% dos pacientes que procuram reumatologistas apresentam o quadro. Democrática, a fibromialgia aparece em todas as classes sociais. O principal alvo são as mulheres: entre 80% e 90% dos portadores pertencem ao sexo feminino. Mas os homens que desenvolvem a síndrome também sofrem bastante, queixam-se de sintomas graves e alguns resistem à ideia de ter uma enfermidade considerada preferencialmente feminina.

O pico de incidência é entre 30 e 60 anos, mas também pode aparecer em crianças e adolescentes (a prevalência não foi determinada), como também em idosos, embora outras síndromes degenerativas, como o bico de papagaio, sejam mais comuns na maturidade. Nada impede, porém, que a pessoa atravesse décadas sem o diagnóstico e a fibromialgia só venha a ser detectada após os 60 anos.

Frente a Frente com o "Fantasma"

O nome fibromialgia nasceu da junção de três termos: o latim *fibra* (ou tecido fibroso), o prefixo grego *mio*, que diz respeito aos músculos, e *algia*, originário do grego *algos*, que significa dor. Refere-se à presença crônica de dor músculo-esquelética difusa, incluindo um segmento da coluna e múltiplos pontos dolorosos, conhecidos por *tender points*. Ou seja, dói o corpo todo, sobretudo os músculos, as articulações e os tecidos moles, que são as estruturas que suportam as articulações, como os tendões e os ligamentos, e a miofáscia (tecido conectivo e gordura que envolvem os músculos). Por isso, a fibromialgia é classificada como reumatismo das partes moles, em comparação aos clássicos reumatismos inflamatórios/degenerativos – entre eles, a osteoartrose (popular bico de papagaio) e as artrites, que danificam as articulações.

A dor difusa é entendida como uma sensibilidade dolorosa acima e abaixo da cintura, do lado direito e esquerdo do corpo e um segmento da coluna. A intensidade é variável. Enquanto alguns pacientes mencionam dores leves, outros descrevem tamanha sensibilidade que até um carinho dói. Às vezes, a dor é percebida como uma sensação de peso numa parte do corpo, outras vezes, compara-se a um forte aperto, uma queimação, um ardor.

Ao contrário do que se pode supor, a síndrome não é uma invenção moderna. Alguns relatos bíblicos já foram interpretados como indícios de fibromialgia. "Ó vós todos, que passeis pelo caminho, olhai e julgai se existe dor igual à dor que me atormenta a mim que o Senhor feriu no dia de sua ardente cólera. Até aos meus ossos lançou ele do alto um fogo que os devora... Eu ando amargurado o dia inteiro", escreveu o profeta Jeremias nas suas *Lamentações* 1:12-13.

No entanto, a primeira descrição oficial data de 1816. O cientista Balfor foi o pioneiro em localizar os pontos dolorosos. Após a virada do século (1904), o médico inglês William Gowers usou o termo fibrosite para designar os sintomas que hoje são atribuídos à fibromialgia.

Nas décadas seguintes, foram publicados trabalhos com dados conflitantes. Até que o Colégio Americano de Reumatologia (ACR) resolveu patrocinar um estudo realizado em vários centros médicos dos Estados Unidos e do Canadá. A finalidade era estabelecer critérios para homogeneizar a classificação da Síndrome da Fibromialgia.

Em 1990, o ACR definiu os critérios de diagnóstico para fibromialgia (Tabela 1.1). Os pacientes deveriam ter dor generalizada em todos os quatro quadrantes do corpo por um período mínimo de três meses e experiência de dor moderada e ternura a um mínimo de 11 dos 18 pontos sensíveis especificadas *"Tender Points"*.

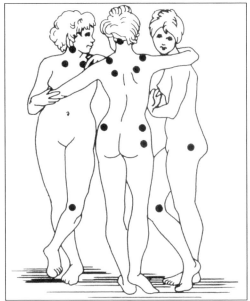

Fig. 1.1 – Os pontos dolorosos

Tabela 1.1
Critérios de 1990 do ACR para a classificação da fibromialgia

A. História de dor difusa.
Definição: Para ser considerada difusa devem existir os seguintes parâmetros: Dor do lado esquerdo do corpo, dor do lado direito do corpo, dor acima da linha de cintura e dor abaixo da linha de cintura. É necessária a presença concomitante de dor em esqueleto axial (coluna cervical, ou torácica anterior, ou dorsal ou lombar). Nesta definição, a dor em nádega ou ombro é considerada como dor para cada lado envolvido. A dor deve estar presente por pelo menos 3 meses. A dor lombar é considerada como dor em segmento inferior.

B. Presença de dor em pelo menos 11 dos 18 *tender points*, à palpação digital aplicando-se uma força de aproximadamente 4 kg. Para se considerar um *tender point* como "positivo", o paciente deve declarar que a palpação tenha sido dolorosa.

Somente na presença de ambos os critérios o paciente poderá ser classificado como portador de fibromialgia. A dor difusa precisa estar presente por pelo menos três meses. A presença de um distúrbio clínico secundário não exclui o diagnóstico de fibromialgia
(Wolfe et al.,1990)

Entre 2010 e 2011 novos critérios do ACR para a fibromialgia foram propostos, levando em consideração outros sintomas comuns como fadiga, distúrbios do sono e problemas cognitivos, além da dor difusa em detrimento da palpação dos pontos dolorosos (Tabela 1.2).

Tabela 1.2
Critérios preliminares de fibromialgia elaborados pelo ACR em 2010 – Índice dor generalizada

Marque com um X as áreas onde você teve dor nos últimos 7 dias

Área	Sim	Não	Área	Sim	Não
Mandíbula E			Mandíbula D		
Ombro E			Ombro D		
Braço E			Braço D		
Antebraço E			Antebraço D		

(continua na próxima página)

(continuação)

**Tabela 1.2
Critérios preliminares de fibromialgia elaborados pelo ACR em 2010
– Índice dor generalizada**

Marque com um X as áreas onde você teve dor nos últimos 7 dias

Área	Sim	Não	Área	Sim	Não
Quadril E			Quadril D		
Coxa E			Coxa D		
Perna E			Perna D		
Cervical			Dorso		
Torax			Lombar		
Abdome					

Utilizando esse novo critério, o paciente passa a preencher completamente o diagnóstico de fibromialgia caso apresente um índice de dor difusa ≥ 7/19 e uma escala de gravidade ≥ 5, ou índice de dor difusa entre 3 a 6 e escala de gravidade ≥ 9 (Tabela 1.3).

**Tabela 1.3
Critérios preliminares de fibromialgia elaborados pelo ACR 2010
– Escala de gravidade dos sintomas**

Marque a intensidade dos sintomas, confirme você está se sentindo nos últimos 7 dias

FADIGA (cansaço ao executar atividades)	0	1	2	3
SONO NÃO REPARADOR (acordar cansado)	0	1	2	3
SINTOMAS COGNITIVOS (dificuldade de memória, concentração, etc.)	0	1	2	3
SINTOMAS SOMÁTICOS (SS) (dor abdominal, dor de cabeça, dor muscular, dor nas juntas, etc.)	0	1	2	3

A pontuação na escala de SS é a soma da severidade dos sintomas (fadiga, sono não reparador e sintomas cognitivos) mais a extensão (gravidade) dos sintomas somáticos em geral. O resultado final é entre 0 e 12:

Os sintomas devem estar estáveis e presentes por pelo menos 3 meses e não deve haver outra condição clínica que pudesse explicar essa sintomatologia.

Basicamente, o que se propôs foi a utilização de duas escalas, uma que o paciente pontua quantos locais de dor ele apresenta pelo corpo (escala de dor) e outra sobre qual é a intensidade de fadiga e de outros sintomas apresentados, através de escalas visuais analógicas (escala de sintomas). Estas duas escalas seriam transformadas em um número, e a partir de um score pré-estabelecido o paciente teria o diagnóstico de FM.

Resumindo, para fazer o diagnóstico de FM não serão mais necessários os famosos pontos dolorosos (*tender points*). O paciente deverá preencher os critérios:

a. Uma escala de locais de dor pelo corpo, ele deverá ter uma pontuação maior que sete, e de um questionário de gravidade de sintomas que incluem fadiga, sono não reparador, sintomas cognitivos e sintomas somáticos uma pontuação maior que cinco.

   Outra pontuação válida é a escala de dor de 3 a 6 e a escala de sintomas maior ou igual a nove.

b. Os sintomas devem estar presentes por pelo menos há três meses e

c. O paciente não deve ter outro problema que explique os sintomas.

   Os sintomas somáticos que podem ser considerados: dor muscular, síndrome do intestino irritável, fadiga/cansaço, pensar ou lembrar de problemas, fraqueza muscular, dor de cabeça, dor/cólicas abdominais, dormência/formigamento, tonturas, insônia, depressão, constipação, dor na parte superior do abdômen, náuseas, nervosismo, dor no peito, visão turva, febre, diarreia, boca seca, coceira, respiração ofegante, fenômeno de Raynaud, urticária/vergões, zumbido nos ouvidos, vômitos, azia, úlceras orais, perda/alteração no paladar, convulsões, olhos secos, falta de ar, perda de apetite, erupção cutânea, sensibilidade ao sol, dificuldades de audição, perda de cabelo, contusões fáceis, micção frequente, dor ao urinar e espasmos da bexiga.

Os Principais Sintomas

> "Eu era obrigada a parar as compras do supermercado na metade porque ficava exausta. Não conseguia entender como era possível me cansar tanto só de empurrar um carrinho."
>
> *Lúcia, 53 anos[1]*

Pergunte ao fibromiálgico típico se está tudo bem e ele responderá que está tudo mal. Dói o corpo todo, o dia inteiro.

A dor é a principal manifestação da síndrome, tanto que faz parte da sua definição. A intensidade varia de leve a grave. Pode ter início em uma região, particularmente nos ombros e no pescoço, e depois se tornar generalizada, sem que haja uma causa aparente. Em vez de procurar um médico, a tendência é achar desculpas do tipo: "Deve ter sido aquela sacola de supermercado mais pesada que carreguei ontem." "Aquele colchão me deu torcicolo." "Como estou gordo, deve ser problema do ciático." E assim sucessivamente... Outra medida comum é usar analgésicos e anti-inflamatórios por conta própria e aumentar as doses conforme o mal-estar evolui. Só que esse "tratamento" não adianta. Com o passar do tempo, os sintomas vão piorando.

Quase sempre, a dor já incomoda pela manhã, pode piorar no período pré-menstrual (na fase da TPM), no tempo de frio e umidade (inverno e fibromialgia é um casamento que não costuma dar certo) ou mediante estresse emocional.

Por ser um sintoma de extrema importância, vale a pena refletir um pouco mais sobre a dor. Houve um tempo em que as pessoas eram

---

[1] A partir deste capítulo, todos serão ilustrados com frases de pacientes e familiares colhidas durante os encontros do Grupo de Portadores de Fibromialgia promovidos na Clínica Reumatológica Goldenberg, em São Paulo.

encorajadas a aguentá-la como se fosse prova de fortaleza de caráter. Esse conceito está ultrapassado. Hoje, a dor física é aliviada com medicamentos cada vez mais eficientes, em função dos prejuízos que impõe aos sofredores, familiares e à sociedade, os danos ao humor, as limitações às atividades diárias. Ninguém precisa suportar esse tormento!

A dor é um sintoma tão relevante que está sendo considerada o quinto sinal vital a ser investigado pelos médicos durante uma consulta. Os outros quatro são: pressão arterial, frequência respiratória, temperatura e frequência cardíaca. Ela é interpretada como um alerta de que algo está errado. "A dor é uma experiência sensorial e emocional desagradável decorrente de lesão real ou potencial dos tecidos do organismo. Trata-se de uma manifestação basicamente subjetiva, variando sua apresentação de indivíduo para indivíduo", define a Associação Internacional para o Estudo da Dor. Observe que o componente afetivo e emocional está presente no conceito, logo deve ser valorizado.

No que diz respeito à fibromialgia, verificou-se que a dor é física e real. Portanto, pacientes, esqueçam todas as bobagens que vocês já devem ter ouvido a respeito: "Você não tem nada." "Isso é invenção sua." "A dor está na sua cabeça." "Isso é falta do que fazer." "Isso todo mundo tem." "Isso é porque você engordou." "Isso é preguiça de dona-de-casa." "É coisa da idade." "É uma questão de DNA, data de nascimento antiga." "É um problema de junta: junta tudo e joga fora." etc.

Vários estudos experimentais avançados que acompanham o cérebro em funcionamento encontraram evidências de que os portadores de fibromialgia sentem dor. Técnicas de imagem, como a tomografia por emissão de pósitrons (PET), detectaram um aumento na atividade de regiões cerebrais encarregadas de interpretar os estímulos dolorosos. Alguns autores demonstraram uma queda no fluxo sanguíneo nas estruturas do cérebro envolvidas no processamento desses estímulos.

Além disso, trabalhos que dosaram substâncias presentes no liquor (líquido que banha a medula e o cérebro) identificaram um aumento de três a quatro vezes nos níveis dos compostos encarregados de levar o estímulo de dor para o cérebro em fibromiálgicos quando comparados a indivíduos sadios. Esses achados levam a crer que os portadores de fibromialgia sentem *mais* dor do que as pessoas que não apresentam o quadro.

A dor, principal sintoma, pode se associar a vários outros, o que faz da fibromialgia uma "doença" bastante complexa. Além disso, numa mesma pessoa, ela pode se manifestar de maneiras diferentes em fases distintas da vida: em uma crise sobressai um sintoma; na seguinte, outro. Não se sabe exatamente o porquê.

Conheça, a seguir, outros sintomas que incomodam os fibromiálgicos.

Cansaço Inexplicável

Solange, 53 anos, procurou-me devido ao cansaço enorme que sentia há oito anos. Fez um tratamento ortomolecular e não notou qualquer melhora. Aos 50 anos, entrou na menopausa. Sua perda de energia se acentuou. A sensação de incapacidade física começou a atrapalhar sua vida. "Sempre fui de trabalhar 14 horas por dia, acompanhar meus filhos nas suas atividades, correr pra lá e pra cá. Hoje, não consigo fazer metade do que fazia antes", contou-me. A fadiga era pior de manhã e no final da tarde. De vez em quando, ela sentia o corpo travado, por isso sua ginecologista suspeitou de artrose e receitou medicamentos que não lhe trouxeram benefício algum e, ao longo do tempo, esgotaram ainda mais sua energia. Só que artrose não dá fadiga.

Ao longo da consulta ela comentou que tivera uma crise de dor na coluna havia três anos e desde então passou a sentir dores articulares difusas. Fora isso, Solange dormia mal, acordava cansada, estava sempre irritada e tinha histórico de depressão e inflamação no intestino. Quando apertei os *tender points* durante o exame físico, ela sentiu dor em todos.

Quase 90% dos pacientes com fibromialgia relatam uma fadiga inexplicável, ou seja, totalmente desproporcional ao esforço feito. Junto com ela vem a sensação de falta de energia no corpo todo. Uma paciente disse que não tinha forças nem para atender ao telefone. Outros têm dificuldade para ir ao supermercado ou dar uma volta no *shopping*.

As principais causas de fadiga na fibromialgia são o descondicionamento físico associado às alterações do sono e aos distúrbios emocionais. Entretanto, convém lembrar que outras doenças, como uma simples anemia por falta de ferro na dieta, disfunções da tireoide, gripes e infecções, também podem provocar cansaço. Além disso, existe um quadro em que esta queixa é predominante, na chamada síndrome da fadiga crônica.

Garganta irritada e gânglios linfáticos ligeiramente inchados, sintomas comuns nesta situação, dificilmente são encontrados entre os fibromiálgicos. No entanto, muitas vezes os dois quadros se sobrepõem (leia mais informações a respeito no Capítulo 8).

Sono Não Reparador

Há 22 anos, Odete, 75 anos, sofria com dores pelo corpo, inclusive a um mínimo toque. Seu sono era de péssima qualidade. Dormia, porém acordava cansada, o que agravava sua fadiga, irritabilidade e dores de cabeça. Diagnosticada a fibromialgia, ela passou a ser tratada com medicamentos e iniciou um programa de condicionamento físico orientado, de caráter progressivo. Aos poucos, foi apresentando melhora importante e retomou suas atividades profissionais.

Entre 56% e 86% dos portadores de fibromialgia relatam distúrbios de sono, caracterizados por um sono não reparador. Não se trata exclusivamente de insônia. Alguns têm dificuldade para adormecer, outros para manter o sono na madrugada e há os que dormem a noite toda mas acordam cansados como se não tivessem dormido. O uso de álcool tende a piorar ainda mais o quadro.

No início da década de 1980, descobriu-se que pacientes com fibromialgia não conseguem manter o sono profundo. Ficam numa fase superficial e/ou têm o sono interrompido, o que compromete a qualidade do descanso. A pessoa acorda indisposta, mesmo que tenha dormido longas horas. A falta do sono repousante aumenta a fadiga, bem como a contração muscular e a dor.

Cerca de 10% dos fibromiálgicos manifestam uma condição pouco esclarecida que também atrapalha o sono e acarreta sonolência diurna: a síndrome das pernas inquietas. Ela é descrita como uma sensação desagradável ou como câimbras, arrepios, formigamentos, puxões, coceiras, dores ou queimação entre os tornozelos e os joelhos ou na perna toda. Surge normalmente na hora de deitar, mas também pode incomodar após períodos de imobilidade: sono, idas ao cinema ou ao restaurante. A pessoa sente necessidade de esticar as pernas, mexê-las ou ficar andando para aliviar o desconforto. É comum o marido ou esposa contar que leva chutes durante a noite e às vezes propor camas separadas, quando associada aos movimentos periódicos dos membros.

A síndrome das pernas inquietas ataca sobretudo às mulheres. Um estudo populacional realizado em 2.099 centros de saúde concluiu que 24% das pessoas apresentavam essa síndrome e, entre eles, 15,3% notavam os sintomas ao menos uma vez por semana. Na maioria, ela começou a se manifestar por volta dos 27 anos e quase todos (92% dos pacientes) têm história familiar do problema. Embora seja comum, a síndrome das pernas inquietas nem sempre é reconhecida. Mas uma vez diagnosticada, ela pode ser tratada.

Dores de Cabeça Recorrentes

A busca de alívio para as dores generalizadas pelo corpo que a atormentavam há 15 anos trouxe Andréa, 38 anos, ao meu consultório. Fora isso, tinha uma terrível enxaqueca. Ela até evitava marcar compromissos à noite, quando a dor costumava chegar. Uma vez por semana, pelo menos, a cabeça doía tanto que ela era obrigada a se fechar num quarto escuro e silencioso até passar a crise. Medicamentos associados ao *rolfing*, uma técnica de reeducação postural, possibilitaram uma grande melhora ao longo de um ano.

A dor de cabeça afeta metade dos fibromiálgicos (entre 44% e 56% dos pacientes). Ela tanto pode se manifestar na forma de enxaqueca ou cefaleia tensional. A enxaqueca, tipo mais comum de dor de cabeça crônica, é uma dor unilateral, geralmente, na fronte e/ou têmpora, pulsátil ou latejante, de intensidade leve à grave, que pode vir acompanhada de náuseas e intolerância à luz e ao barulho. A cefaleia tensional é uma dor bilateral, difusa, de leve a grave, que provoca sensação de peso ou pressão na parte posterior da cabeça ou no pescoço. Nesses casos, os tratamentos convencionais para dor de cabeça nem sempre dão resultado porque a queixa está associada a um quadro mais complexo.

Distúrbios da Articulação da Mastigação

Cristiane, 45 anos, queixava-se de dor de cabeça e dor no pescoço que a "infernizavam loucamente". Fez vários tratamentos para enxaqueca, mas nenhum surtiu efeito. Disse que perdera a vontade de viver. Fora isso, também doíam seus braços, pernas e a coluna. Não conseguia ir ao cinema, ao teatro ou a um restaurante por causa da dor.

Após o exame clínico, suspeitei de disfunção na articulação temporomandibular (ATM), a articulação da mastigação, uma das causas mais comuns de dor de cabeça, sobretudo em pessoas jovens, associada à fibromialgia e à depressão. Ela não acreditou. "Imagina, fui a vários dentistas e eles sempre disseram que minha oclusão era perfeita." Mesmo assim, concordou em fazer a ressonância magnética para me agradar. O exame acusou uma inflamação incomum na ATM. Indiquei um odontologista com especialidade nessa área. Algum tempo depois, Cristiane voltou ao meu consultório usando um aparelho na boca. "O dentista disse que nunca viu uma ATM tão ruim quanto a minha", comentou. O aparelho mais os remédios acabaram com suas dores e melhoraram seu humor.

Cerca de 33% dos pacientes com fibromialgia apresentam disfunções na articulação temporomandibular. A proporção é de cinco mulheres para cada homem. Eles se queixam de uma dor constante e profunda na cabeça, no rosto e/ou no pescoço. A disfunção da ATM em geral resulta em contratura muscular, cuja dor piora com movimentos e chega a alterar o sistema envolvido na mastigação. Além do pescoço, pode atingir o tórax e a coluna lombar. Em alguns casos, manifesta-se como dor de ouvido, o que leva o paciente ao otorrinolaringologista por achar que sofre de otite.

É comum a pessoa ranger os dentes à noite (bruxismo), o que pode afetar a oclusão (o correto encaixe entre os dentes superiores e inferiores) e até causar assimetria do rosto. Mas a dor da ATM também pode incidir em quem não possui problemas de oclusão. Nesse caso, a hipótese é de uma força exagerada dos músculos da mastigação que leva à dor. E há casos que não têm explicação. Um estresse emocional muitas vezes coincide com o início dos sintomas: problemas na escola, no trabalho, nos relacionamentos.

No exame clínico, os músculos do pescoço estão completamente duros. Se perguntarmos à pessoa o local da dor, ela raramente aponta a articulação. Mostra a cabeça e a face, por isso muita gente suspeita de sinusite. Caso a dor pegue muito as laterais do rosto, pensa em algum distúrbio nos ouvidos. Mas há um dado sugestivo de disfunção na ATM: se o reumatologista puser a mão nos ouvidos do paciente e mandá-lo abrir e fechar a boca, o indivíduo refere dor, e em alguns casos também ouve-se um barulho, semelhante a um crepitar.

O diagnóstico prevê um levantamento detalhado da história do paciente e um exame físico bem feito. Podem ser solicitadas radiografias panorâmicas da face, bem como uma ressonância magnética das ATMs. É importante o médico excluir outras possibilidades como artrose da articulação da boca (mais comum após a quarta década de vida), artrite reumatoide (doença inflamatória das articulações), neuralgia do trigêmeo (dor severa e localizada nos ramos maxilares do nervo trigêmeo), arterite de células gigantes (dor na região temporal mais comum em idosos) etc.

O tratamento da fibromialgia não é suficiente para aliviar essas dores. A disfunção na ATM deve ser avaliada por um bucomaxilo, odontologista com especialidade nas articulações da face, que verifica a necessidade e orienta o uso de aparelhos, placas e outros métodos corretivos.

Intestino Irritável

Letícia, 26 anos, sofria de dores no abdome há uma década. Seu intestino era imprevisível. Às vezes, tinha prisões de ventre tão persistentes que chegava a ficar uma semana sem ir ao banheiro. Então, quando menos esperava, vinham as crises repentinas de diarreia. Depois, começou a ter sono de má qualidade, dores generalizadas, fadiga e irritabilidade. Procurou vários médicos que não encontraram explicações para suas queixas. Supunham tratar-se de um problema emocional, fruto de uma situação familiar difícil.

No exame clínico, Letícia sentiu dor em múltiplos *tender points* e encontrei indícios de disfunção da ATM, bem como de dor abdominal difusa. O que ela não imaginava é que todas essas dores, a fadiga, os problemas de sono e até mesmo o intestino "imprevisível" faziam parte de um conjunto de desordens de espectro afetivo que costumam se associar: fibromialgia, síndrome do cólon irritável e disfunção da ATM. Medicamentos e exercícios bem orientados estão trazendo de volta sua disposição.

De 34% a 53% dos pacientes com fibromialgia apresentam sintomas sugestivos de síndrome do cólon irritável, que afeta sobretudo mulheres entre 20 e 40 anos e se caracteriza por episódios de prisão de ventre, diarreia ou ambos alternados, dor e distensão abdominal. Comida gordurosa e laticínios podem desencadear as crises em alguns pacientes, por isso uma dieta que exclua esses alimentos às vezes dá resultado. Quanto maior o estresse, mais as crises se sucedem. Portanto, o mais importante no tratamento é adoção de um estilo de vida saudável.

Cistite de Repetição

Maria Célia, uma jovem executiva de 33 anos, tinha dor no corpo há 25 anos. Chegou a tirar as amígdalas porque suspeitaram de reumatismo infeccioso. Não houve melhora. Passou por vários médicos e tomou dezenas de analgésicos. Além da dor, ela se queixava de cistite de repetição: mal sarava de uma, já pegava outra. O curioso é que seus exames de urina eram normais. Cansou de tomar antibióticos e apresentar sempre o mesmo quadro. O tratamento para fibromialgia e os exercícios aliviaram seu mal-estar.

A chamada síndrome uretral ou bexiga irritável atinge sobretudo mulheres jovens que relatam um aumento na frequência para urinar e dores intensas durante a micção. Os motivos, porém, são desconhecidos: não há infecção comprovada por exames laboratoriais, nem alterações anatômicas no aparelho urinário. O fenômeno pode estar diretamente ligado à fibromialgia: entre 10% e 15% dos pacientes desenvolvem a síndrome uretral.

Formigamento

Há três anos, Lúcia, 40 anos, sentia formigamentos nos braços. A suspeita era síndrome do túnel do carpo, uma inflamação do nervo mediano do punho. Fez múltiplas eletroneuromiografias, exame em que são dados pequenos choques para avaliar a reação dos nervos e músculos. Uma delas demonstra, de fato, uma alteração leve nessa região do punho. Lúcia passou a receber tratamento para essa síndrome, porém não teve melhora.

Com o tempo, seu quadro evoluiu para dor no corpo, irritabilidade, depressão. Casada, dois empregos e quatro filhas, ela tinha uma história de vida bem resolvida, embora estivesse sujeita à correria típica de uma mãe que trabalha fora. Fiz o diagnóstico de fibromialgia e prescrevi medicação específica, além de exercícios e técnicas de relaxamento, que lhe possibilitaram uma significativa melhora.

Cerca de metade dos pacientes (50%) referem as chamadas parestesias, formigamento e dormência nos pés e nas mãos, que dão margem a interpretações equivocadas: se o paciente tiver dor no peito e formigar o braço pode achar que está sofrendo um infarto; caso a dor atinja a cabeça e a sensação de formigamento tome conta dos pés, pensa em AVC, o popular derrame.

Esta queixa pode levar a exames desnecessários como a eletroneuromiografia e até ressonância magnética do crânio. Uma vez atendi a uma paciente submetida a um cateterismo por acreditar que a sua dor no peito, acompanhada de formigamento no braço, fosse um sinal de infarto. No fim, era apenas uma crise de fibromialgia.

Vertigens e Outras Sensações

O primeiro sinal de fibromialgia surpreendeu Angela, 27 anos, quando ainda era uma menina. Aos 11 anos, começou a sentir dor na coluna cervical. Fez várias sessões de RPG, sem melhora. Passados cinco anos, sua coluna "travou". Tomou vários anti-inflamatórios que aliviavam a dor por algum tempo, depois ela voltava. E assim foi levando.

Aos 24 anos, teve o primeiro filho, que nasceu com um problema de saúde, fonte de muito estresse. A dor cervical se espalhou para a coluna dorsal. Antidepressivos e acupuntura, prescritos por um fisiatra, proporcionaram melhora parcial.

Quando me procurou, há dois anos, Angela estava com dor generalizada e fadiga. Dormia mal e acordava cansada, tensa e mal-humorada. Os sintomas desapareceram com remédios e condicionamento físico personalizado.

No ano seguinte, um grande estresse tumultuou sua vida pessoal. Angela começou a ter tonturas. Pensou que fosse labirintite. Procurou um médico que lhe receitou remédio para o labirinto. Foi ficando cada vez pior. Um dia, recebi um telefonema dela: estava desesperada, não conseguia parar em pé. Tive que interná-la. O diagnóstico foi disautonomia, uma condição que também aparece na síndrome da fibromialgia. Angela estava às voltas com mais uma crise, só que dessa vez ela se manifestou de outra maneira: no lugar das dores, vieram tonturas. O problema foi controlado e hoje ela está bem.

A disautonomia é uma alteração de um nervo que produz queda da pressão quando o indivíduo muda de posição, por exemplo, fica em pé. Surge em 1/3 dos portadores de fibromialgia. Caracteriza-se por uma sensação de tontura ou desmaio. Eventualmente, o paciente pode perder a consciência por segundos, o que é percebido como assustador.

Há outras sensações que podem ser relatadas como sintomas da fibromialgia.

- *Inchaço subjetivo de partes moles*, sobretudo nas mãos. O paciente queixa-se que suas mãos e/ou pés estão inchados. Entretanto, o médico não encontra essa alteração no exame clínico. Convém ressaltar que as juntas não incham como acontece em outras doenças reumatológicas. Trata-se de uma sensação subjetiva que inclusive pode levar ao erro diagnóstico. Eventualmente, os portadores de fibromialgia podem ter inchaços objetivos por outros motivos, por exemplo, problemas circulatórios.
- *Palpitação.* O coração parece bater em um ritmo acelerado e o mal-estar piora na vigência de estresse emocional.
- *Rigidez no corpo*, particularmente ao levantar, após períodos de repouso prolongado ou mudanças climáticas (alguns estudos afirmam que 60% descrevem esse sintoma). Tal rigidez, somada às queixas de dor nas articulações e de inchaço, pode acarretar uma confusão diagnóstica com artrite reumatoide.
- *Sensibilidade ao frio e à umidade.* É muito comum. Vários pacientes relatam piora de suas dores com as mudanças climáticas, particularmente o frio e a umidade.
- *Fenômeno de Raynaud.* As mãos ficam pálidas, depois arroxeadas e finalmente avermelhadas. O fenômeno é desencadeado pelo frio. Um ato corriqueiro como abrir uma geladeira pode ter esse efeito.
- *Múltipla sensibilidade a certos alimentos e medicações* (é menos frequente, mas pode ocorrer).
- *Olhos e boca seca.* Cerca de 20% dos fibromiálgicos expõem essa queixa.

Perda da Memória

Débora, 31 anos, achava que estava envelhecendo cedo demais. Só isso poderia explicar todo o seu mal-estar. Sentia dor no corpo todo há dez meses. Chegou a fazer uma cirurgia de coluna por hérnia de disco. As dores eram tantas que precisou parar de trabalhar. Tinha enxaqueca e tensão pré-menstrual. Estava sempre depressiva e irritada. Para piorar sua autoestima, começou a ter distúrbios de memória: vivia esquecendo onde guardava os objetos pela casa, não se lembrava mais de números de telefones, aniversários.

Fiz o diagnóstico de fibromialgia e depressão. Débora foi medicada e começou a fazer exercícios de Pilates[2]. Aos poucos, os sintomas desapareceram e ela recuperou o gosto pela vida. Foi possível, inclusive, suspender os remédios. No momento, continua fazendo Pilates e está grávida do seu primeiro filho.

Cerca de 20% dos pacientes com fibromialgia relatam distúrbios cognitivos como perda da memória e dificuldade de concentração. A maioria supõe que está envelhecendo precocemente. No entanto, não há sinais de alterações nas estruturas do cérebro encarregadas das funções cognitivas. É mais provável que essas dificuldades decorram da falta de atenção que naturalmente se abate sobre pessoas depressivas, que dormem mal ou têm dores intensas ou persistentes.

A Vida em Preto e Branco

Um cansaço horrível e dores no corpo todo eram um verdadeiro fardo para Natália, de 24 anos, que trabalhava o dia inteiro e fazia faculdade à noite. Já havia consultado vários médicos, tomado anti-inflamatórios e analgésicos, mas as dores não cediam. Durante o exame localizei vários pontos dolorosos, contudo o mais marcante era a sua depressão. Começou quando rompeu um namoro. Passou a ter insônia e choro fácil. Ganhou peso. Suas notas caíram na faculdade. Perdeu o interesse pela vida. Nada mais fazia sentido.

Expliquei a ela o estrago que a fibromialgia e a depressão estavam impondo a sua vida. Iniciou o tratamento medicamentoso e um programa de condicionamento físico orientado. Em dois meses, não sentia mais dores.

Outro dia retornou ao consultório triste porque um professor a reprovou numa matéria. A prova coincidiu com uma época em que ela estava muito mal, mas o professor não quis saber de nada. Havia duas opções: ou parar a faculdade ou seguir em frente, apesar desse transtorno. "Temos que achar uma forma de você ficar feliz e não ter dor", disse a ela. Em vez de aumentar a medicação, sugeri que fizesse terapia comportamental para aprender a lidar melhor com o estresse. Ela concordou e está respondendo bem.

---

[2] Método de condicionamento físico e mental que utiliza aparelhos específicos e/ou bolas grandes para aumentar a flexibilidade, tonificar o corpo, definir os músculos e corrigir a postura. No Capítulo 13 há mais informações a respeito.

A depressão é uma condição comum entre os portadores de fibromialgia. Cerca de 25% dos pacientes apresentam o quadro no momento do diagnóstico e 50% têm histórico de depressão. Ela é sentida como uma tristeza intensa, violenta, inexplicável e falta de interesse pelas coisas que faz o mundo perder as cores. Parece que há uma nuvem cinzenta diante dos seus olhos. A depressão, por si só, pode levar a distúrbios sexuais, fadiga, insônia e dor. Convém acrescentar, porém, que metade dos pacientes não têm qualquer sinal de depressão. Isso é relevante porque houve um tempo em que a fibromialgia era entendida como uma "depressão mascarada". Esse conceito foi abandonado.

Deste modo, pessoas aparentemente saudáveis e joviais podem ser surpreendidas por terríveis dores difusas pelo corpo que prejudicam o seu cotidiano. Se para elas esse acontecimento é inexplicável, o que dirá, então, para a família e os amigos?!

Todos os sintomas descritos até aqui podem se combinar de maneiras variadas. Por isso, cada caso é um caso. O tratamento tem que ser individualizado, levando em conta as queixas de cada paciente.

Cientistas da Universidade de Illinois (EUA) analisaram 479 portadores de fibromialgia e encontraram cinco subgrupos divididos conforme os sintomas apresentados na Tabela 2.1.

Tabela 2.1
Os cinco subgrupos conforme os sintomas da Fibromialgia

Predominam a dor e a fadiga.

Os sintomas mais importantes são ansiedade, estresse e depressão.

O que se destaca são os múltiplos locais de queixas de dor.

A sensação de formigamento e inchaço é predominante.

Queixa-se mais de quadros associados como dores de cabeça, distúrbios do sono e síndrome do intestino irritável.

Os primeiros quatro subtipos se referem a queixas generalizadas. No quinto subgrupo, entram doenças que fazem parte das chamadas desordens do espectro afetivo. A fibromialgia também tem sido colocada no rol dessas desordens, uma vez que os fatores psicológicos podem influenciar os sistemas de modulação e de percepção da dor.

De Onde Vem Tanta Dor

> *"Uma vez encontrei um amigo na rua durante uma das piores crises que tive. Ele me deu um abraço e eu gritei de dor. Tudo o que eu quero é ter uma vida normal."*
> Fabiano, 18 anos

Um dia é o ombro, no outro o pescoço, depois as costas e, quando menos se espera, a dor parece tomar conta do corpo todo. O responsável por esse mal-estar não é uma inflamação, uma lesão, um tumor ou qualquer distúrbio palpável localizado no ombro, no pescoço, nas costas ou nos demais pontos onde há sensibilidade dolorosa. Costuma-se dizer que as dores da fibromialgia "vêm do nada". Mas, na verdade, elas têm uma origem: decorrem de alterações no sistema nervoso central, mais especificamente nos mecanismos de percepção e modulação da dor.

Para entender as alterações que acontecem na fibromialgia, antes é preciso saber como esse complexo mecanismo funciona em situações normais. Diversos receptores especiais de dor se distribuem pelo organismo. Eles captam o estímulo doloroso e o transmitem, sob a forma de impulsos elétricos, ao longo dos nervos até a medula espinhal e, em seguida, ao cérebro. Os músculos, como também a pele, apresentam uma boa quantidade desses receptores periféricos, conhecidos como nociceptores.

Imagine que o nociceptor é como o botão que liga um aparelho de som. Ao apertá-lo, desencadeamos um estímulo, que percorre a medula. Esta, por sua vez, determina se o aparelho terá o volume alto ou baixo, depois conduz os sons até o destino, os ouvidos (no nosso caso, o cérebro). O som é interpretado e o ouvinte pode ter várias reações: alegrar-se, dançar, mudar o rádio de estação ou correr até o botão liga/desliga para abaixar o volume (no nosso caso, sentir mais ou menos dor).

Pois bem, ao longo desse percurso são liberados vários neurotransmissores, mensageiros químicos que conduzem informações de uma célula nervosa à outra. Entre eles, destaca-se a substância P. O nome vem do inglês *pain*, que significa dor. Ela segue do local onde houve o estímulo doloroso até a medula. Quanto mais desse mensageiro se difundir pela medula, maior será a percepção de dor. Portanto, um excesso de substância P tende a colocar o volume do nosso aparelho de som no máximo.

Antes de ser interpretado, o estímulo ainda passa pelo sistema emocional, que modula sua percepção e intensidade. É por isso que a dor tende a parecer mais intolerável quando estamos tensos, estressados, irritados, ansiosos ou deprimidos. Voltando ao nosso exemplo, essas emoções também podem colocar o botão do volume lá no alto.

Na hora de responder, o cérebro aciona outros neurotransmissores como a serotonina, os opioides e a dopamina, que têm a função de inibir a dor, o correspondente no exemplo a correr até o botão do aparelho de som para abaixar o volume. Deste modo, a dor é aliviada na maioria dos indivíduos.

Erros no Vaivém de Informações

Por razões ainda desconhecidas, os portadores de fibromialgia apresentam alterações nos percursos da dor, tanto na via ascendente (da periferia para o sistema nervoso central), como na descendente (do cérebro para a periferia). O resultado desse desequilíbrio é a amplificação dolorosa que caracteriza a fibromialgia.

Pesquisas identificaram uma quantidade até três vezes maior de substância P e uma diminuição nos níveis de serotonina na medula dos fibromiálgicos. Observou-se ainda uma queda na velocidade do transporte do triptofano, precursor da serotonina, ao cérebro desses pacientes. Assim, há um excesso de agentes que enviam informações dolorosas (substância P) somado à redução nos níveis dos que suprimem a dor (serotonina e opioides).

Com o tempo, a dor tende a se tornar crônica. Outros neurotransmissores e receptores da medula também sofrem alterações, entre eles o NMDA e o GABA. Daí surge a chamada hiperalgesia, uma resposta exagerada ao estímulo doloroso. Pode haver, também, uma condição denominada alodínia, em que a informação de dor é disparada até mesmo por algo que normalmente não causaria esse efeito. Ou seja, o cérebro memoriza a dor. É por isso que um simples abraço pode causar dor. Em alguns casos, os pacientes com fibromialgia tornam-se tão sensíveis que reagem ao menor toque.

Enquanto Isso, no Músculo...

Cerca de 1/3 dos pacientes relatam que o início dos sintomas foi localizado. Portanto, é de se supor que haja algo errado com seus músculos. Nos últimos 80 anos, os cientistas têm procurado nos músculos e tecidos vizinhos prováveis explicações para o quadro. Distúrbios inflamatórios e metabólicos foram descartados. A hipótese é que pequenos traumas locais e distensões, que em geral passam despercebidos na maioria das pessoas, seriam suficientes, nos fibromiálgicos, para disparar o mecanismo que resulta na amplificação da dor no sistema nervoso central.

Os músculos foram estudados em repouso e durante exercício por ressonância magnética, espectroscopia e outras técnicas sofisticadas. As duas alterações encontradas – distúrbios nos vasos capilares e nas minúsculas artérias que prejudicariam o fluxo de sangue aos músculos e maior tendência a microtraumas – são também comuns em pessoas sedentárias. Como, em geral, os fibromiálgicos não praticam exercícios regularmente, é difícil determinar se esta condição decorre da síndrome ou da inatividade física.

Mas uma coisa é certa: o descondicionamento físico é outra causa importante de dor. E a dor provoca mais sedentarismo. Portanto, um acentua o outro, como revela a Fig. 3.1.

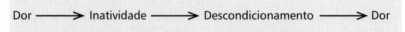

Fig. 3.1 – Dor e inatividade física: uma intensifica a outra.

Cria-se, então, um círculo vicioso: o músculo dolorido se contrai; a tensão ocasiona mais dor, que produz mais contração, maior descondicionamento, maior dor... e assim por diante. As dores atrapalham o sono e, por sua vez, o sono de má qualidade aumenta a dor.

Os distúrbios do sono colaboram para a síndrome dolorosa porque os indivíduos privados de sono sentem mais cansaço, mais estresse, mais dor. Portanto, alimenta-se o círculo vicioso que vai deteriorando a qualidade de vida.

Finalmente, é preciso considerar que o estresse emocional pode piorar ainda mais o quadro: além de amplificar a percepção dolorosa, promove contraturas musculares que ajudam a manter o ciclo da dor.

Circuito da Dor

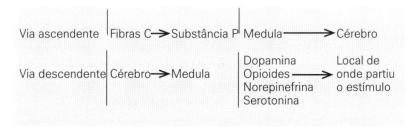

Fig. 3.2 – Este é o trajeto que a dor percorre no organismo.

A percepção da dor em uma situação normal

Um estímulo periférico, por exemplo, o contato da mão com uma chama, ativa as fibras C, células nervosas que levam a dor. Essa informação, mediada pela substância P, alcança a medula e sobe para o cérebro, onde é interpretada. Esse órgão responde, mandando estímulos que provocam reações como mover a mão para tirá-la do fogo. Além disso, aciona a via descendente de supressão da dor: determina a liberação de mensageiros químicos, como a dopamina, norepinefrina, os opioides e a serotonina, que aliviam a sensação dolorosa.

A percepção da dor nos indivíduos portadores de fibromialgia

Um aumento do mensageiro químico encarregado de conduzir a informação de dor ao cérebro (substância P) e uma diminuição dos neurotransmissores que acalmam a dor (opioides e serotonina) produzem uma resposta exagerada ao estímulo doloroso (hiperalgesia) ou fazem a informação de dor ser disparada até por algo que normalmente não teria esse efeito, como um toque suave (alodínia).

Quais São os Gatilhos

> *"Estresse leva à dor muscular, que leva à noite mal dormida, que leva à fadiga, que leva à depressão, que leva à dor de cabeça, que leva ao mau humor, que leva à briga com os filhos, que leva ao divórcio, que leva a um buraco difícil de sair..."*
>
> Beatriz, 43 anos

Parafraseando a filósofa francesa Simone de Beauvoir, diria que não se nasce fibromiálgico: torna-se fibromiálgico[1]. Pesquisas sugerem que algumas pessoas podem ter uma predisposição genética para essa síndrome, da mesma forma que alguns herdam uma tendência para desenvolver hipertensão, diabetes e outros distúrbios. Ou trazem ao nascer olhos azuis, uma pele perfeita e as condições para exibir um corpo escultural...

Mas o quadro só se manifesta a partir do momento em que surgem desencadeantes. A ação desses agentes sobre indivíduos geneticamente predispostos muitas vezes é o suficiente para desequilibrar os mecanismos de modulação da dor e deflagrar a crise.

Denise tinha 10 anos quando a mãe a trouxe ao meu consultório pela primeira vez. Queixava-se de dores nas costas e nos braços. Dormia mal e acordava cansada. As dores surgiram depois que os pais se separaram. Como Luciana, 38 anos, era portadora de fibromialgia, desconfiou que a

---

[1] "Não se nasce mulher: torna-se mulher", escreveu a filósofa francesa Simone de Beauvoir no ensaio *O Segundo Sexo*, de 1949, considerado um dos textos clássicos do movimento feminista.

filha pudesse estar com o mesmo problema. E, de fato, estava. Trato de ambas até hoje. Denise tem 18 anos e tanto ela como sua mãe estão bem.

Vários trabalhos apontam uma alta prevalência da síndrome em certas famílias. Estudos sugerem que 60% dos pacientes têm pais ou parentes com fibromialgia ou condições associadas, como síndrome do cólon irritável, enxaqueca e distúrbios do humor. Em torno de 28% dos filhos de pessoas com fibromialgia correm o risco de desenvolver o mesmo problema. Mas por enquanto não foi identificado nenhum gene diretamente ligado à fibromialgia, assim como o BRCA[2], por exemplo, no qual a presença de mutações indica maior vulnerabilidade ao câncer de mama.

Principais Desencadeantes

O início da fibromialgia frequentemente é associado a algum agente desencadeante. Conheça os principais gatilhos que acionam a síndrome em pessoas predispostas.

Trauma físico

Um acidente automobilístico, uma cirurgia ou esforços repetitivos podem disparar as modificações químicas que acarretam a fibromialgia. A literatura científica destaca os acidentes em que ocorre o chamado chicote cervical: o pescoço é jogado para trás provocando um estiramento da coluna cervical, seguido de uma intensa flexão. Cerca de 27% dos que tiveram essa lesão desenvolvem fibromialgia. O mesmo estudo comparou adultos com histórico de lesão em chicote na coluna com outros que fraturaram as pernas. No intervalo de um ano, o risco de desenvolver fibromialgia foi dez vezes maior no primeiro grupo. Fora isso, eles apresentaram até três vezes mais sintomas como fadiga, insônia e depressão. Não se sabe o porquê.

Trauma emocional

---

[2] BRCA é a sigla em inglês para gene do câncer de mama. Foram localizados dois tipos, o BRCA 1 e o BRCA 2. Ambos não provocam a doença, ao contrário, são genes supressores de tumor. Atuam especificamente nos seios e nos ovários, evitando a reprodução de células defeituosas que poderiam dar origem ao câncer. Quando segmentos desses genes faltam ou estão modificados, cresce a vulnerabilidade aos tumores malignos. Isso pode ser verificado por meio de testes genéticos. Já no que diz respeito à fibromialgia, não há nenhum teste genético capaz de detectar uma tendência a desenvolver a síndrome.

O estresse pós-traumático (que se desenvolve após sobreviver a uma catástrofe natural, participar de uma guerra ou ser vítima de um sequestro, por exemplo), as feridas emocionais decorrentes de agressão física ou sexual ou, ainda, morte, divórcio, brigas e doenças podem exercer tamanho impacto na vida de uma pessoa predisposta a ponto de iniciar uma crise de fibromialgia. O estresse persistente, cotidiano, às vezes também é suficiente para fazer esse estrago, sobretudo se a pessoa não consegue administrá-lo ou sente que tudo escapou ao seu controle, está à beira de um ataque de nervos. A enxurrada de hormônios lançada na corrente sanguínea quando se está sob efeito de estresse físico ou emocional pode bagunçar o frágil equilíbrio dos neurotransmissores ligados à dor. Vale a pena acrescentar que esse fato estressante não ocorre obrigatoriamente logo antes de aparecer a dor. Pode ter acontecido no passado e a síndrome se desenvolver anos ou décadas depois. Já recebi pacientes que apresentavam uma boa situação financeira, afetiva e social no momento da consulta, mas ao contarem sua história mencionaram fases de estresse que possivelmente contribuíram para o desencadeamento dos sintomas.

Foi o caso de Marcela, uma secretária-executiva de 37 anos que me procurou muito deprimida, queixando-se de dores no corpo e uma insônia que a fazia andar pela casa de madrugada e sentir um sono terrível no dia seguinte, além de uma fadiga incontrolável. Tinha um bom casamento, ela e o marido ganhavam bem e eram pais de um bebê de 1 ano. Parecia que tudo estava ótimo na vida deles. Por que, então, Marcela perdera a libido e a motivação para o trabalho? Durante a conversa, porém, descobri que ela teve uma infância muito difícil. A mãe era esquizofrênica e o pai ausente, o que a obrigou a morar na casa de vários parentes e a cuidar desde cedo do irmão menor.

Doenças infecciosas

Diversos pacientes já me disseram que tudo começou com uma gripe que não sarou nunca mais. De fato, alguns vírus como o *influenza* provocam intensas dores musculares que podem desembocar na fibromialgia. Outros suspeitos são o *parvovírus*, o *coxsackie B* e o *Epstein-Barr*. É comum os infectados pelo vírus da Hepatite C reclamarem de dores generalizadas. O HIV, causador da AIDS, também produz dores musculares: 40% dos portadores manifestam sintomas que se enquadram no diagnóstico de fibromialgia, segundo alguns autores.

Perdas prolongadas do sono

Perder o sono vez ou outra em virtude de alguma preocupação pessoal ou profissional é um acontecimento comum. Mas quando as noites em claro ou mal dormidas começam a se repetir, acumula-se o cansaço, o que pode ser uma verdadeira bomba-relógio para quem tem predisposição à fibromialgia.

Grandes modificações hormonais

O início da menopausa pode servir de gatilho à síndrome, em virtude da queda abrupta nas taxas do hormônio estrogênio. Distúrbios endócrinos também podem ter o mesmo impacto negativo, como por exemplo nas alterações da tireoide.

Mudanças climáticas

Particularmente o frio e a umidade podem dar início às crises.

Outros culpados

Doenças autoimunes (em que o sistema de defesa interno ataca estruturas do próprio organismo, como lúpus e artrite reumatoide), o hipotiroidismo (que faz o organismo trabalhar "em câmera lenta"), o abandono repentino de algumas medicações (especialmente à base de cortisona) e o uso de remédios como o interferon também podem criar um quadro propício ao aparecimento da fibromialgia, embora sejam eventos raros. Mais comuns são os traumas físicos e emocionais.

Segundo a literatura científica, em 60% dos casos é possível achar um culpado pelo aparecimento da síndrome. Nos outros 40%, o desencadeante permanece desconhecido (Fig. 4.1). Na minha experiência clínica, porém, a não descoberta do responsável pelo início das crises é mais exceção do que regra. Lembro muito bem de um caso em que demorei a localizar a origem dos sintomas.

Maura, 38 anos, reclamava de dores terríveis no pescoço e dores difusas pelo corpo. Esgotei meu arsenal de remédios e a dor não cedia. Ela

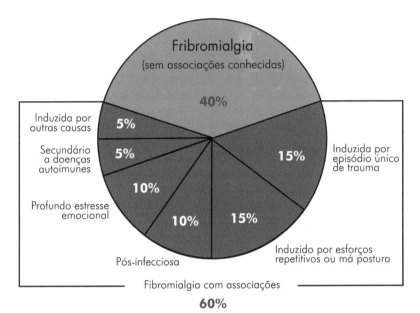

Fig. 4.1 – *Distribuição da síndrome da fibromialgia nos EUA.*

fez *rolfing*, acupuntura e condicionamento físico orientado, sem melhora. Procurei causas emocionais e não encontrei nada. Ela teve uma infância normal, pais afetivos, adorava seu trabalho, embora tivesse um pouco de estresse, e saía com um namorado do qual dizia gostar muito.

Certo dia, surgiu uma oportunidade de Maura viajar para a França, em pleno frio. Embora estivesse gritando de dor, ela resolveu que iria assim mesmo. Receitei uma dose alta de analgésicos e outros medicamentos. Pois foi só chegar em Paris e as dores desapareceram como por encanto. Ela passeou à beira do Sena, curtiu os cafés, andou de metrô, visitou museus. Fez tudo o que tinha direito. E a dor não a perturbou um instante.

Na volta ao Brasil, bastou descer no Aeroporto de Guarulhos para as dores retornarem com força total. Mas como é possível doer tanto em São Paulo e nada em Paris? Achei que o problema talvez fosse causado pelo estresse do dia a dia. Ela seria uma pessoa mal adaptada à rotina, às pressões diárias. Sugeri que fizesse terapia comportamental para aprender a lidar com o estresse e a encaminhei para uma psiquiatra.

Algum tempo depois, descobri a verdadeira causa das queixas: Maura era amante de um homem casado por mais de dez anos. Quando brigavam e ela tinha a certeza de que ele jamais largaria a mulher, entrava em crise e as dores a atormentavam. Sonhava ter filhos, constituir família, mas temia que a indecisão do namorado e o seu relógio biológico atropelassem seus planos. Em breve faria 40 anos.

Desencadeantes Importantes

Há duas divisões principais no círculo:
- sem associações conhecidas – 40%;
- fibromialgia com associações – 60%.

O segundo bloco é subdividido em:
- induzida por episódio único de trauma – 15%;
- decorrente de esforços repetitivos ou má postura – 15%;
- provocada por infecções – 10%;
- induzida por um profundo estresse emocional – 10%;
- secundário a doenças autoimunes, distúrbios hormonais – 5%;
- induzido por outras causas – 5%.

5

O Peso das Emoções

"Eu estava passando férias em Angra dos Reis com meu marido e só ficava dentro do quarto, chorando."

Célia, 35 anos

A dor do corpo muitas vezes reflete uma dor mais profunda, guardada no fundo do peito. Disso não tenho a menor dúvida. Os fatores emocionais podem desencadear, manter e agravar os sintomas da fibromialgia. O que não quer dizer que a dor e os outros sintomas sejam "psicológicos", como se diz com um certo ar de descrédito, ou forjados propositadamente com segundas intenções. A sensação é real e debilitante.

"O sofrimento pode incluir a dor física, mas não significa que fique limitado a isto", ponderou E.J. Casal. "O sofrimento é experimentado por pessoas e não meramente por corpos e ameaça o intocável da pessoa como entidade social e psicossocial."

Ainda segundo o autor, "a falha em reconhecer o dualismo entre mente e físico pode limitar a eficácia do tratamento". A própria Organização Mundial da Saúde (OMS) define saúde como o bem-estar físico, psíquico e social.

Essas considerações talvez pareçam óbvias. No entanto, observo que os pacientes, familiares e às vezes alguns médicos se recusam a admitir essa possibilidade. Parece mais fácil e legítimo aceitar que uma dor no ombro seja desencadeada por uma tendinite do que por um longo e desgastante processo de divórcio.

Lembro da expressão de decepção de uma paciente quando informei que seu cansaço persistente e as dores pelo corpo eram provocados pela fibromialgia e tinham como pano de fundo uma relação conjugal mal resolvida. Uma inflamação teria melhor acolhida. Afinal, as explicações seriam apenas pontuais, causa/efeito. Ela usaria um anti-inflamatório e tudo terminaria ali. Não seria necessário também mergulhar na própria história para encarar situações difíceis que nem sempre gostaria de enfrentar; depois adotar uma postura pró-ativa a fim de transformar o que precisava ser mudado.

"O doente precisa querer se ajudar", reconheceu Catarina, 59 anos, que me procurou com fibromialgia e uma história atribulada. Sua família mudou-se para o Brasil fugindo da Segunda Guerra Mundial. Mas logo os pais se separaram e ela foi criada por tios, que não lhe davam muita atenção. Anos depois, já casada, descobriu que o marido tinha uma amante. Então vieram as dores. "Eu não posso mudar o que acontece ao meu redor. Mas posso aprender a me ajustar às situações, dançar conforme a música, tentar ver as coisas por outro enfoque, cuidar melhor de mim." Hoje, Catarina toma remédios, faz exercícios físicos orientados e alterna fases em que as dores desaparecem completamente, com outras em que a fibromialgia incomoda um pouco.

Desafios Atuais

A percepção da dor crônica é significativamente influenciada pela interação entre os processos fisiológicos, psicológicos e sociais. Estudos demonstraram que as emoções interferem na modulação da dor. Logo, os fatores psicológicos têm um papel preponderante nas manifestações da fibromialgia. Por esta razão, ela foi classificada na lista das desordens de espectro afetivo.

Divórcio, brigas com o cônjuge ou filhos, desemprego, drogas, álcool, doenças na família ou até a má adaptação ao dia-a-dia, isto é, a dificuldade para lidar com problemas cotidianos (suportar as cobranças no trabalho ou administrar a rotina dos filhos) podem ser o bastante para o desenvolvimento da fibromialgia em mulheres geneticamente predispostas.

Letícia, de 30 anos, apresentou o quadro depois que o sogro morreu e seu marido teve que cuidar da mãe afetiva e financeiramente. Para complicar, o marido atravessava uma fase difícil no emprego e corria o risco de ser demitido. Letícia temia que ele não conseguisse arcar com tantas despesas.

Telma, de 48 anos, mencionou um relacionamento difícil com a enteada, que agia como se ela não existisse. Fora isso, tinha problemas com o chefe e reclamava dos horários rígidos do seu emprego. Mesmo encerrando o expediente às 17h, não conseguia se organizar para fazer ginástica, acupuntura e outras atividades. Quando sua mãe adoeceu e foi parar numa UTI, as dores da fibromialgia pioraram.

Vale a pena acrescentar que os diversos papéis que as mulheres desempenham hoje tendem a elevar o nível de estresse em suas vidas. No livro *Backlash – The Undeclared War Against American Women* (*Contra-ataque – A Guerra Não Declarada Contra as Mulheres Americanas*), publicado nos Estados Unidos em 1991, a jornalista Susan Faludi diz que a mulher moderna está pagando caro pelas conquistas do feminismo: ganhou o mundo do trabalho, mas continua responsável pelas suas atribuições convencionais, a casa e os filhos. "Nossa cultura diz que as mulheres estão infelizes porque têm muita igualdade. Na realidade, elas estão infelizes porque não têm igualdade suficiente."

Segundo a jornalista, a mulher que tenta conciliar trabalho e família chega o ao fim do dia exausta porque levanta mais cedo do que o marido, ainda se encarrega de 85% da educação das crianças e 75% do trabalho doméstico, ganha menos do que os homens que realizam as mesmas funções e ao voltar para casa, inicia uma segunda jornada de atividades enquanto o marido senta-se no sofá, assiste ao noticiário ou toma uma cerveja.

O exemplo de Clarice é ilustrativo. Aos 47 anos, esta terapeuta corporal e grande fibromiálgica atrapalha-se ao ter que dividir seu tempo entre o trabalho e os quatro filhos para os quais banca a motorista: leva na escola, nos cursos extracurriculares, nos passeios. O marido não ajuda nessa parte e os filhos, no auge da adolescência, muitas vezes resolvem enfrentá-la e iniciam discussões intermináveis. Ela se queixa de uma dor horrível no pescoço e nos ombros que a atormenta sobretudo quando está estressada.

Marcas do Que se Foi

Estudos mostram que a história de vida também exerce um impacto nos mecanismos de percepção da dor. Um trabalho revelou que 40% das mulheres americanas vítimas de agressão física ou sexual queixam-se de dor. O agressor, na maioria das vezes, está dentro de casa. Essas mulheres procuram oito vezes mais os médicos se comparadas às que não sofrem esses tipos de violência.

Outras pesquisas concluíram que crianças vítimas de abuso sexual e adolescentes dependentes de drogas são mais propensos a desenvolver fibromialgia na idade adulta. Cogita-se que os agentes estressores na infância condicionam a resposta biológica ao estresse pelos anos afora. Isso talvez explique a alta incidência de dor crônica em indivíduos que sofreram eventos traumáticos na primeira década de vida.

Um trabalho interessante, realizado na Alemanha, comparou três grupos de pacientes: o primeiro com fibromialgia, o segundo com dores causadas por outras doenças de espectro afetivo e um terceiro em que as dores tinham uma explicação física bem documentada. Os fibromiálgicos apresentaram os mais altos índices de adversidades na infância: além de abuso sexual e maus-tratos foram citados pobre vínculo emocional com os pais, falta de carinho, agressões físicas entre os pais, separação e abuso do álcool na família. Detalhe: tudo isso aconteceu antes de terem completado sete anos de idade. Esses fatos, suspeitam os autores, tornam os indivíduos mais vulneráveis à fibromialgia. Portanto, podemos dizer que as dores associadas a esta síndrome são produto de uma história de vida.

O dado mais importante, contudo, é a forma como as pessoas reagem a esses eventos traumáticos. Após entrevistar mulheres abusadas sexualmente na infância, a enfermeira Lori Kondora descobriu que enquanto muitas experimentam baixa autoestima, depressão, dependência de drogas, ansiedade, dores e distúrbios alimentares, outras dão mostras de resiliência[1], independência, criatividade, espiritualidade profunda e força pessoal. Há

---

[1] Resiliência é a capacidade de resistir aos desafios da vida, dar a volta por cima e crescer com a experiência. O termo, hoje em alta no mundo empresarial, foi emprestado da Física, e designa a capacidade que um corpo tem de voltar ao seu estado original depois de submetido a esforço intenso.

indícios de que os portadores de fibromialgia em geral são mais sensíveis ao estresse psicológico e lidam pior com os problemas cotidianos.

Pesquisadores tentaram identificar características psicológicas comuns aos portadores de fibromialgia e descobriram, por exemplo, tendências perfeccionistas. São eficientes, organizados e gostam de fazer listas. Uma infecção, um trauma, pressões familiares ou desafios profissionais rompem seu delicado equilíbrio. Por medo de rejeição, tentam manter o ritmo normal, o que faz a ansiedade subir a níveis perigosos, a ponto de atrapalhar o sono. Daí é um passo para o surgimento de dores. O mal-estar é mais um motivo para aumentar suas cobranças, porém a incapacidade de atender suas expectativas compromete sua autoestima.

Houve, ainda, tentativas de relacionar fibromialgia e hipocondria. Entretanto, foram encontradas nítidas diferenças entre ambos: os hipocondríacos temem sofrer de alguma doença grave e interpretam alterações normais do corpo, por exemplo, um aumento no ritmo das batidas do coração, como sinal de perigo iminente. A maioria dos fibromiálgicos deseja melhorar e aceita quando o reumatologista informa que não está gravemente doente.

Mas uma suspeita se confirmou: pacientes com dor crônica possuem altos escores de pensamentos negativos, o que colabora para intensificar a dor e ainda traz dificuldades psicossociais. Em geral, portadores de fibromialgia são mais negativistas do que os indivíduos com artrite reumatoide. Apesar de não terem nenhum distúrbio orgânico comprovado por exames, sofrem mais do que os pacientes que têm esses problemas.

Agora, Confira

Abaixo estão exemplos de pensamentos negativos que atormentam os portadores de dores crônicas. Se você tiver algum deles com frequência, marque um X ao lado.

1. Declarações a respeito de si próprio:
   ( ) Sou inútil.
   ( ) Não posso fazer mais nada.
   ( ) Eu sei que se fizer algo, a minha dor vai piorar.

2. Condições sociais negativas:
   ( ) Ninguém cuida de mim.
   ( ) Eu não posso viver dependendo de minha família e amigos.
3. Autoculpa:
   ( ) Acho que fiz algo para merecer isso.
   ( ) Eu falhei, logo sofro.

Resultado

- Se você for portador de fibromialgia e tiver marcado mais de três pensamentos, cuidado! Eles podem estar ampliando seu sofrimento. É hora de confiar mais nas suas capacidades e mudar o diálogo interno.
- Caso não tenha o diagnóstico e assinalou três ou mais pensamentos, atenção: leia o próximo capítulo para saber como prevenir a síndrome e o que fazer para identificá-la, de preferência, o quanto antes.

Dá para Prevenir?

> *"Parecia que eu tinha pego uma gripe muito forte que não sarou nunca mais."*
>
> **Ana, 38 anos**

O jeito mais garantido de se proteger contra uma série de doenças, do sarampo à paralisia infantil, é por intermédio de vacinas: elas tornam o organismo resistente ao agente causador. Contra outras, como a AIDS, a melhor defesa é evitar comportamentos de risco, por exemplo, praticar relações sexuais sem preservativo.

No caso da fibromialgia, não existem vacinas para detê-la, nem recomendações de efeito preventivo 100% comprovado. Sabe-se apenas que alguns cuidados gerais tornam as circunstâncias menos favoráveis ao seu aparecimento — o que não quer dizer que afastem totalmente o perigo. Se ainda assim ela teimar em se manifestar, o diagnóstico precoce assume uma importância decisiva: permite a adoção de medidas que evitem a progressão da síndrome e reduzam as perdas impostas à qualidade de vida.

Veja, a seguir, alguns componentes do estilo de vida que podem ter alguma influência no aparecimento da fibromialgia.

Dieta

É crescente o interesse pelo papel que a nutrição desempenha na saúde. A geladeira tem sido chamada de a farmácia do futuro, desde que foram achadas nos alimentos novas substâncias que talvez colaborem na prevenção de várias doenças, até mesmo o câncer. No que se refere à fibromialgia, porém, não há nada comprovado. Nenhum regime alimentar ou produto em particular demonstrou eficácia no tratamento ou na prevenção da síndrome.

Há expectativa com relação às fontes de triptofano, aminoácido precursor da serotonina, que está em baixa entre os pacientes. Banana, milho, arroz integral, legumes, laticínios, leite e mel são as principais. Ainda que não existam estudos relacionando a falta desses alimentos à fibromialgia, não custa nada colocá-los na mesa.

O mais importante, contudo, é seguir uma alimentação saudável. Mesmo porque, ela beneficia todos os órgãos e estruturas internas:

- faça, pelo menos, três refeições balanceadas por dia, isto é, que ofereçam proteínas, gorduras e carboidratos nas proporções certas;
- dê preferência a frutas, legumes, verduras e cereais integrais, nozes, laticínios desnatados, peixes e carnes magras, por serem ricos em nutrientes e não oferecerem excesso de calorias, que leva a ganho de peso;
- pular refeições, ficar horas em jejum ou se submeter a dietas drásticas são medidas desaconselhadas porque podem diminuir o aporte de nutrientes e a resistência física;
- no outro extremo, evite refeições copiosas porque trazem sonolência;
- não abuse de álcool e cafeína. Ambos podem excitar o sistema nervoso;
- não tome anfetaminas e outros remédios para emagrecer sem prescrição médica. Eles podem piorar sua qualidade de sono e aumentar sua excitação.

Exercícios físicos

O sedentarismo torna os músculos mais vulneráveis a pequenos traumas capazes de colaborar no surgimento da fibromialgia. Além disso, o descondicionamento pode acarretar dores durante as atividades diárias (trabalho, afazeres domésticos), afinal os músculos são estruturas importantes na estabilização das articulações e da coluna. Se estiverem treinados, resistem melhor aos esforços, desde que o programa de condicionamento seja bem orientado. Fora isso, os exercícios beneficiam o sistema cardiovascular, auxiliam no controle do estresse e na manutenção de um peso saudável. Faça exercícios físicos pelo menos três vezes por semana, sempre com orientação especializada, para evitar a prática abusiva ou inadequada. Lembre-se que o descondicionamento físico é uma causa de dor, particularmente com o passar dos anos.

Cigarro

Mais um motivo para apagar esse hábito: estudos demonstram que o fumo prejudica o fluxo de sangue para os músculos e tende a aumentar a dor em geral, incluindo dores na coluna e no corpo todo. Cortar esse vício é um jeito certo de preservar a saúde do seu sistema circulatório e de quebra defender o coração contra infarto, os ossos contra osteoporose, a pele contra envelhecimento precoce e ainda se proteger contra o câncer.

Estresse

Algumas fontes podem ser afastadas. Outras, como trânsito, cobranças no trabalho e às vezes mágoas do passado, são inevitáveis, portanto o que se pode fazer é desenvolver melhores formas de administrá-las antes que a pressão comece a se acumular e venha a destruir suas forças. Técnicas de respiração, yoga, meditação, acupuntura, música, dança, uma boa leitura, tudo isso pode ser útil. O importante é cada pessoa descobrir a sua forma de relaxar. Evite "carregar o mundo nas costas". Pessoas estressadas têm mais dor, insônia e irritabilidade, o que pode levar ao aparecimento da fibromialgia.

Postura

Preste atenção na forma como você levanta da cama, escova os dentes, entra no carro, carrega sacolas e objetos, senta-se para ver TV e fica diante do computador. Erros de postura do dia-a-dia são importantes fontes de dores, particularmente na coluna, e podem piorar a fibromialgia. Não sobrecarregar as vértebras e articulações com peso ou esforço excessivo, evitar movimentos repetitivos ou posições inadequadas no trabalho, dormir bem e prevenir o ganho exagerado de peso são medidas úteis para prevenir dores. Quanto antes os erros de postura forem corrigidos, menores as chances de causarem problemas futuros.

Sono

Sucessivas noites mal dormidas podem ser fontes de fadiga e dor. Procure dormir sempre no mesmo horário, ter horas adequadas de sono e evitar o álcool e a cafeína à noite. Estresse, mudanças de turno no trabalho e atividades físicas extenuantes perto da hora de dormir podem prejudicar o seu descanso.

O Principal, se Possui Antecedente Familiar

As chances de ter fibromialgia aumentam quando há casos na família dessa síndrome ou de quadros associados: síndrome da fadiga crônica, síndrome do cólon irritável, enxaqueca, distúrbios do sono etc.

Quem se encaixar nessa situação, deve investir nos cuidados sugeridos aqui, visando a uma vida saudável. Atenção, sobretudo, se for sedentário e tiver um sono não reparador. Essa combinação é explosiva! Comece já a se exercitar e procure melhorar a qualidade do seu descanso noturno. Peça ajuda médica, se necessário.

Lembre-se do mais importante: caso alguma dor venha a incomodá-lo, resista à tentação de tomar analgésicos e outros remédios por conta própria e vá logo a um médico familiarizado com a fibromialgia. Não postergue a visita, enquanto tenta arrumar justificativas para a dor, como problemas no colchão ou nas cadeiras, nem menospreze suas sensações. O tratamento precoce talvez consiga evitar que a dor vire crônica. Além disso, poupa meses, quando não anos, de sofrimento.

Diagnóstico Acertado

> "Eu voltava do médico ainda mais deprimida:
> ninguém ligava para a minha dor."
>
> Regina, 47 anos

Consultar vários médicos, ouvir os mais variados diagnósticos e tentar diversos tratamentos, sem sucesso, são fatos comuns na vida de quem tem fibromialgia.

Pelo menos dois fatores dificultam a descoberta da causa de seu sofrimento. Primeiro: seu diagnóstico é exclusivamente clínico. Não há exames radiológicos ou laboratoriais que detectem a síndrome. Radiografias, coletas de sangue e até ressonância magnética em geral dão resultados normais ou que não justificam a queixa. Segundo: outras doenças podem coexistir com a fibromialgia ou produzir sintomas semelhantes, o que dá margem a erros de diagnóstico. Não é incomum o paciente ter a síndrome e ser tratado como se fosse outra doença, uma artrite, por exemplo. O inverso também é comum: ter uma atrite ou outra enfermidade e receber tratamento para fibromialgia. Nada impede, porém, que tenha ambos.

Alguns casos chegam a ser dramáticos. Elisa, de 65 anos, veio ao meu consultório encaminhada por um ortopedista que suspeitou de fibromialgia. Quando entrou na sala, toda curvada, sustentada pela filha, achei que algo estava errado. Levantei sua história e não encontrei nenhum sintoma típico. Notei sua dificuldade para subir sozinha na maca. Queixava-se de uma dor óssea descomunal. Após exame médico detalhado, pedi para ver as radiografias da coluna que havia trazido. A qualidade não estava muito boa, mas percebi uma vértebra estranha sugestiva de uma doença grave como um câncer nos ossos.

Resolvi internar a paciente no mesmo dia. Fizemos uma biópsia do osso, que confirmou um mieloma múltiplo, um tipo de câncer. Ela se submeteu a múltiplas sessões de quimioterapia e posteriormente, quando a doença já estava controlada, exercícios para fortalecer os músculos e diminuir as dores das deformidades que surgiram em função do desabamento das vértebras provocado pelo câncer. Hoje, está melhor.

O diagnóstico da fibromialgia pressupõe uma longa conversa com o paciente, que deve abranger as queixas físicas, sua vida, o histórico emocional e social desde a infância até o momento, bem como o antecedente familiar. Ou seja, é fundamental levantar a história clínica completa e detalhada, tendo em vista o conceito de saúde da Organização Mundial da Saúde: é o bem-estar físico, social e mental.

Essa longa conversa deve incluir a investigação de todos os órgãos e sistemas, uma vez que várias doenças podem se manifestar com dores no aparelho músculo-esquelético, por exemplo, uma úlcera no estômago pode ocasionar dor na coluna. A clínica é soberana a qualquer exame! Isso quer dizer que laudos de exame só têm valor se corresponderem às queixas dos pacientes. Do contrário, são apenas laudos.

Consultas rápidas do tipo *fast food*, pedidos compulsórios de exames e a pouca humanização e valorização do ser humano podem levar a erros diagnósticos e a condutas terapêuticas inadequadas e até arriscadas.

Um Inventário Completo

Convém lembrar que o paciente não é só uma dor no corpo, mas um ser humano que sente dor. Por isso, a conversa deve prever também um inventário psicológico e social. O reumatologista precisa estar atento: embora a dor se manifeste no corpo, ela nem sempre está restrita a ele. Pode ser agravada por uma cobrança excessiva no trabalho ou até decorrer de um relacionamento sem afeto. Que exame vai trazer esse diagnóstico?

Terminada a conversa inicial, o médico faz um exame clínico geral, incluindo a tomada da pressão arterial, frequências cardíaca e respiratória, ausculta cardíaca e pulmonar, palpação do abdome e uma avaliação detalhada do sistema neurológico e do aparelho locomotor (articulações, músculos e a coluna). Por último, ele busca os pontos dolorosos (*tender points*) que, relacionados às queixas do paciente, completam o diagnóstico da fibromialgia.

Outro dia, retornou ao meu consultório uma paciente que há cinco anos diagnostiquei com fibromialgia. Nesse intervalo, ela desenvolveu também artrite e peregrinou por vários médicos. O último lhe receitou doses decrescentes de cortisona para tratar a artrite associada à fibromialgia. Ao examiná-la, descobri que o joelho não dobrava e sua pressão estava alta: 17x10. Então ela me confidenciou que ao longo de um ano de acompanhamento aquele médico nunca a examinou, nem mediu sua pressão. Como é possível tratar alguém desse modo? As condições do joelho eram um sinal nítido de que o tratamento não surtia efeito. E a hipertensão, um perigo nem sequer considerado. Não se pode focar apenas na artrite, na fibromialgia ou seja em que distúrbio for. O paciente tem que ser avaliado como um todo.

Detalhe importante: o exame tem que ser feito de roupas íntimas. Examinar por cima da camisa ou da calça pode gerar falha no diagnóstico. Quando sou interrogada sobre a necessidade de tirar a roupa, costumo dizer a meus pacientes: "Será que tenho raios X nos olhos?"

Após o exame clínico, é comum o reumatologista solicitar exames de laboratório e de imagem para auxiliá-lo na tarefa de fechar o diagnóstico ou afastar a possibilidade de outras doenças capazes de mimetizar a fibromialgia. Mas, quero salientar: nenhum método de laboratório ou de imagem substitui um criterioso exame clínico. A cuidadosa investigação médica somada às informações coletadas da história do paciente é que fornecem as pistas para o diagnóstico da fibromialgia. Portanto, o requisito número 1 para o sucesso do tratamento é uma boa relação entre o médico e o paciente. É daí nasce o clima de confiança que permite falar das dores reconhecidas e das que estão escondidas.

Sem um bom relacionamento com a paciente seria difícil compreender a verdadeira causa do mal-estar que há anos atormentava Heloísa, 60 anos. Sua dor no pescoço havia resistido a todos os tratamentos possíveis, até mesmo RPG, acupuntura e fortes analgésicos à base de morfina. Queixava-se também de dores pelo corpo, um cansaço horrível que a impedia de fazer as coisas e uma irritabilidade que lhe dava vontade de "matar meio mundo", sintomas de fibromialgia.

Ao levantar sua história, descobri que Heloísa e o marido tinham uma origem humilde. Ele iniciou um negócio que deu certo e ficou milionário. Encheu a esposa de jóias, comprou casa na praia, na montanha, barco e avião. Aparentemente, tinham tudo que alguém poderia querer na vida. Como Heloísa podia estar tão mal?

Acontece que há alguns anos seu marido, deslumbrado com o poder do dinheiro, começou a sair com mulheres jovens. A autoestima de Heloísa desabou. Mesmo assim, não quis a separação. Percebeu que ele continuaria rico; ela teria que abrir mão do seu padrão de vida. Fizeram um acordo para não dividir a fortuna: permaneceriam casados no papel, cada um morando numa casa diferente. No entanto, sua educação rigorosa impedia Heloísa de incorporar a ideia de que não tinha mais um marido real, só virtual. Ele se limitava apenas a um provedor financeiro. Tratamento medicamentoso, exercícios e terapia ajudaram Heloísa a encarar melhor essa situação e aliviaram suas dores.

Um recente trabalho apresentado em junho de 2008 no EULAR (*Eropean League Agonist Rheumatism*) revelou que os pacientes com sintomas sugestivos de fibromialgia geralmente aguardam de 1,9 a 2,7 anos para receberem o seu diagnóstico e geralmente passam por quatro médicos.

O estudo sugere que esta demora no diagnóstico deve-se ao despreparo de alguns médicos em reconhecer a fibromialgia.

8

Doenças Que se Confundem

> *"A cama era meu inimigo número 1.*
> *Eu acordava mais cansada do que ia dormir.*
> *Começava o dia literalmente podre."*
> Fernanda, 26 anos

Uma vez feito o diagnóstico, será que todas as dores que a pessoa sentir a partir de então devem ser atribuídas à fibromialgia? Infelizmente, não. O fato de ter os pontos dolorosos e demais sintomas não livra ninguém de apresentar outros problemas reumatológicos que também provocam dor, como bursite, tendinite, artrite.

É preciso atenção redobrada para distinguir entre os diversos quadros. O hipotiroidismo, por exemplo, distúrbio em que a tireoide trabalha menos do que deveria, deixa a pessoa letárgica e pode se manifestar através de sintomas como fadiga, dor muscular, intestino preso e depressão. Por isso, em todos os pacientes com suspeita de fibromialgia, costumo pedir uma dosagem do hormônio da tireoide. Se for só hipotiroidismo, o problema se resolve com a administração deste hormônio que está em falta. Nada impede, porém, que as duas enfermidades se associem.

Uma paciente me disse certa vez que fibromialgia é um tapa-buraco: o médico usa o termo quando não consegue descobrir que doença uma pessoa tem. A essa altura, já deu para você perceber que não é bem assim. A síndrome tem uma definição objetiva. Por isso, o termo não pode ser usado de forma aleatória para outras doenças que produzem sintomas semelhantes.

Conheça, a seguir, algumas enfermidades reumatológicas que podem se confundir com a fibromialgia ou atacar ao mesmo tempo.

Síndrome da Dor Miofascial

Erroneamente chamada de fibromialgia localizada, a síndrome da dor miofascial é uma das principais causas de dor, embora seja pouco reconhecida na prática médica. Resulta de contratura muscular profunda em áreas específicas do corpo como a região lombar, cabeça, ombros ou pescoço. A dor decorre de posturas inadequadas, esforços exagerados e tensão. Horas de digitação e exercícios físicos mal feitos ou com cargas excessivas podem produzir esse estrago. Sentir e carregar o mundo nas costas é uma frase comum entre os pacientes.

Atendi a um caso típico. Edson, 31 anos, resolveu definir os músculos e foi "puxar ferro" numa academia. Ficava horas nos aparelhos. De repente, começou a sentir dor generalizada pelo corpo, sobretudo na coluna, com a presença de nódulos (caroços). Continuou a malhação até chegar em um ponto em que suas costas não suportavam mais tamanha agressão. Ele estava convicto de que era problema do ciático. Recomendei que parasse de ir à academia — estava acabando com ele! — e iniciasse um condicionamento físico bem orientado. As dores foram cedendo até que ele se recuperou. Agora, só aparecem quando Edson abusa: sai para dançar, pega as parceiras no colo e passa a noite em claro. Os músculos precisam de repouso para se recomporem.

Na síndrome miofascial, os exames de imagem também não encontram anormalidades. O diagnóstico se baseia na história clínica e no exame físico. Mas há algumas diferenças em relação à fibromialgia. No lugar de *tender points* (pontos dolorosos), o reumatologista localiza os chamados *trigger points* ou pontos de disparo da dor, que incluem uma área dolorosa profunda no músculo. Basta apertá-los que a dor se irradia do *trigger point* para a área descrita pelo paciente (Fig. 8.1). Por exemplo, o paciente reclama de dor na coluna, no glúteo e na coxa. Acha que é ciático. Os métodos de imagem, porém, não apontam nada de errado. Durante o exame clínico, o médico localiza uma espécie de nódulo de contratura muscular (*trigger point*), que ao ser tocado, reproduz a dor referida.

Foi exatamente o que aconteceu com Suzana, 46 anos. Já na primeira consulta, ela trouxe consigo cinco ressonâncias magnéticas da coluna e cinco eletromiografias da perna direita, todas normais. Apresentava uma

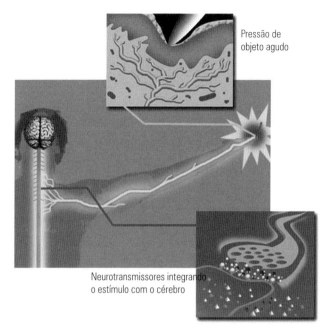

Fig. 8.1 – *Síndrome miofascial:* trigger points.

dor lombar "intratável" que seguia para o glúteo e parte posterior da coxa direita. Não sabia dizer o que melhorava ou piorava a dor. Tudo começou quando o marido teve uma crise de estresse. Ao palpar um ponto específico da coluna (*trigger point*), ela sentiu a dor no glúteo e na coxa. Feito o diagnóstico de dor miofascial, Suzana iniciou o tratamento e teve melhoras graduais.

Outro alvo da síndrome miofascial é o pescoço, onde ocasiona uma dor intensa que deixa dura e contraída a musculatura desta área e também do ombro. Parece uma espécie de torcicolo "crônico". Não raramente, forma um calombo visível nas costas. Também aparece na coluna torácica, entre as escápulas (as populares asinhas). São descritos e observados como nódulos ou bandas de contraturas musculares localizadas.

Em geral, a síndrome miofascial é mais comum do que a fibromialgia, mais facilmente tratada e parece não preferir o sexo feminino. No entanto, os dois quadros podem se sobrepor. Daí, o desafio é descobrir o responsável pela dor. Recebi uma paciente que se queixava de uma dor fenomenal na coxa. Só de tocar, Ivana, 54 anos, encolheu-se toda. Aquilo chamou minha atenção: uma das características dos fibromiálgicos é que às vezes não suportam o toque. Basta encostar num ponto doloroso, eles gritam.

Ivana trouxe quatro ressonâncias da perna. Tinha certeza de que estava com uma doença gravíssima, um câncer ósseo, uma trombose. Por via das dúvidas, pedi um ultra-som com *doppler* para avaliar a circulação nas pernas. Mas a minha hipótese era outra. Ivana chorou boa parte da consulta. Ela e o marido brigavam o tempo todo. Diagnostiquei uma fibromialgia associada a uma severa síndrome miofascial na coxa. Receitei medicamentos, hidroterapia e sugeri que fizesse psicoterapia de apoio.

A infiltração de anti-inflamatórios e anestésicos nos *trigger points* traz alívio desta síndrome, já que o distúrbio é localizado. Nos *tender points* da fibromialgia, essa medida não adianta porque o problema não está no músculo em si, mas na forma como o sistema nervoso percebe a dor. Atualmente se estuda o uso da toxina botulínica tipo A, mais conhecida pelo nome comercial, Botox, para relaxar a musculatura contraída, mas a técnica ainda é experimental.

Exercícios de alongamento e correção postural também são muito úteis: aliviam a contratura e fortalecem os músculos para que suportem melhor as exigências diárias. Graças a eles, um fotógrafo de 26 anos pôde retomar seu trabalho. De tanto carregar sua câmera pesada dia após dia, contraiu terríveis dores no ombro, no pescoço e no braço. Nem aguentava mais o peso do equipamento. O tratamento o curou.

Confira na Tabela 8.1 as principais diferenças entre a fibromialgia e a síndrome da dor miofascial.

Tabela 8.1
Dois Quadros Distintos

Doença	Fibromialgia	Síndrome da dor miofascial
Características	Tender points	Trigger points
Distribuição	Universal	Regional
Dor	Generalizada	Localizada
Dor irradiada na palpação	Não	Sim

Síndrome da Fadiga Crônica

Fadiga inexplicável por mais de seis meses de duração, que não alivia com repouso e prejudica substancialmente a performance individual é o principal sintoma da síndrome da fadiga crônica, que atinge cerca de 4% da população. A incidência é maior no sexo feminino e entre 20 e 50 anos de idade.

Os critérios para diagnosticá-la foram definidos em 1988 pelo Departamento de Controle e Prevenção de Doença dos Estados Unidos (CDC) e atualizados em 1994. Além do cansaço persistente por mais de um semestre, o doente deve apresentar pelo menos quatro dos sintomas abaixo:
- garganta inflamada;
- gânglios cervicais ou axilares dolorosos;
- dor muscular;
- dor em múltiplas articulações;
- dor de cabeça;
- sono não restaurador;
- mal-estar após exercícios físicos;
- disfunções cognitivas.

Observe que alguns sintomas coincidem com os da fibromialgia, portanto pode haver uma confusão entre as duas síndromes. Mas existem diferenças: pacientes com fadiga crônica têm índices elevados de anticorpos contra vírus, o que não acontece com os portadores de fibromialgia. Além disso, somente a minoria dos fibromiálgicos queixa-se de dor na garganta, gânglios inchados ou febre, achados comuns na fadiga crônica.

A Tabela 8.2 compara os dois quadros.

Convém acrescentar que não raramente a síndrome da fadiga crônica e a fibromialgia se sobrepõem. Pesquisas comparativas mostram que de 20% a 70% dos pacientes com fibromialgia têm a síndrome da fadiga crônica e que de 35% a 70% dos pacientes com diagnóstico de fadiga crônica desenvolvem fibromialgia.

Tabela 8.2
Sintomas Semelhantes, em Porcentagens Diferentes

Parâmetro	Fibromialgia (%)	Fadiga Crônica (%)
Sexo feminino	90	80
Dor muscular	99	80
Dor articular	99	75
Fadiga	90	99
Distúrbios do sono	80	50
Queixas de febre	28	75
Queixas de gânglios inchados	33	80
Fadiga pós-exercícios	80	80
Início repentino ou agudo	55	70
Dor de cabeça	60	85
Disfunções cognitivas	20	65

Hérnia de Disco

Entre as vértebras existe um disco que se destina a amortecer os impactos e distribuir os esforços da coluna. Ele é recheado por um tipo de gelatina e envolto por um material rígido. Quando o disco se rompe, quase sempre devido a sobrecargas, esse material vaza e forma a hérnia de disco.

O trauma nem sempre produz sintomas. Se ocorre na região lombar, às vezes provoca uma dor local que pode ou não se irradiar para as coxas e as pernas (a célebre dor ciática). Caminhadas, movimentos forçados do tronco ou atos corriqueiros como tossir ou espirrar tendem a agravar a sensação dolorosa. Caso a hérnia surja na coluna cervical, as dores afetam o pescoço, ombros e membros superiores. Geralmente melhoram com repouso e pioram com alguns movimentos.

É importante destacar que o diagnóstico da hérnia de disco precisa ser feito com rigor, baseado sobretudo na história relatada pelo paciente e no exame clínico feito pelo médico. Isso porque a hérnia pode ser apenas um achado casual de exame, sem maiores repercussões. E acabar levando a culpa por dores que têm outras origens, por exemplo, a fibromialgia. Nesta hipótese, é de se esperar que o tratamento não elimine a queixa.

Nada impede, porém, que a hérnia de disco se associe à fibromialgia. Olga, 75 anos, que acompanho há quatro anos, enfrentou essa situação. Ela se queixava de dores generalizadas pelo corpo há mais de duas décadas. Acordava cansada, tinha enxaqueca, muita irritabilidade e formigamentos nos braços. Fiz o diagnóstico de fibromialgia e prescrevi medicamentos e um programa de condicionamento físico. Apresentou melhoras gradativas, sendo possível então reduzir a medicação.

Há um ano, Olga resolveu arrumar os armários de sua casa. Empolgada, acabou se esforçando demais. Carregou muito peso e sentiu uma dor lombar aguda com irradiação para a perna esquerda. Após exame físico detalhado, suspeitei de hérnia de disco, o que foi confirmado por meio de uma ressonância nuclear magnética da coluna. Instituí um tratamento específico, que possibilitou sua recuperação.

Osteoartrose

O popular bico de papagaio é a doença articular mais comum do envelhecimento. Atinge 70% da população acima dos 70 anos, provocando uma degeneração gradual da cartilagem das articulações. É a segunda causa de incapacidade no homem e terceira na mulher. Só perde para as doenças cardiovasculares em ambos e a depressão no sexo feminino. Além de dores, acarreta sensação de rigidez e inchaço, perda de movimentos, deformidades e até incapacidade total do membro.

Os principais fatores de risco são predisposição familiar, obesidade (afeta sobretudo o joelho, além de acentuar a dor nas articulações dos membros inferiores e da coluna lombar), disfunções hormonais (predomina no sexo feminino, após a menopausa), hipermobilidade (excesso de flexibilidade nas articulações), traumas (em especial a retirada do menisco) e doenças inflamatórias das articulações. Algumas práticas esportivas ou de lazer, bem como determinadas tarefas no trabalho, aumentam o risco de trauma e agravam a dor nas articulações comprometidas.

Em algumas pessoas, a osteoartrose evolui em silêncio. Os sintomas aparecem lentamente. Primeiro, a dor na junta vai e vem, em geral após algum esforço físico. Depois incomoda mesmo no repouso, e na sequência também durante a noite. Os portadores da doença referem, ainda, sensação de rigidez articular após períodos de inatividade, que dificulta os movimentos, como se a articulação estivesse presa. Mas a sensação desaparece aos poucos com a movimentação. Outra queixa usual é a sensação de insegurança ou instabilidade nas articulações. Alguns têm a impressão de que a articulação pode falhar, por exemplo, que o joelho não suporte seu peso ao subir escadas. Mais um sinal frequente é o inchaço, muitas vezes sensível ao toque. E é comum haver crepitações (o paciente ouve estalos) devido ao atrito das superfícies articulares que se encontram irregulares.

Dependendo da gravidade, os pacientes estão sujeitos à destruição das estruturas articulares, seguidas de atrofia muscular e deformidades. A consequência é a limitação e perda gradual do movimento das articulações afetadas, que impõe dificuldades à rotina, como por exemplo incapacidade de se vestir sozinho, subir ou descer escadas ou até caminhar pequenas distâncias. Muitos desses danos podem ser evitados se a osteoartrose for diagnosticada e tratada o quanto antes.

A confusão com fibromialgia pode ocorrer sobretudo em função das dores. Lembre-se, também, que os portadores da síndrome às vezes referem uma sensação de inchaço nas articulações, que nem sempre se verifica na prática.

Vanda, 64 anos, estava certa de que a razão do seu sofrimento era fibromialgia. Tinha dores na coluna no decorrer do dia e nas mãos depois de algum movimento. Mal conseguia fazer tricô, seu passatempo predileto. Sentia também uma dor terrível no quadril esquerdo toda vez que levantava da cama e fazia longas caminhadas. "Você viu quantos pontos dolorosos? Só pode ser fibromialgia", disse ela. "Não sou de me entregar. Luto contra as dores. Mas é chato viver reclamando, por isso quero me tratar." Antes, Vanda tomou por conta própria anti-inflamatórios e relaxantes musculares que produziram melhoras temporárias.

Ao longo da conversa, descobri que as dores, coincidentemente, surgiram após uma sucessão de perdas: primeiro morreu seu marido, seis meses depois, um dos seus quatro filhos e passados outros seis meses, seu pai. Ela adoeceu pouco depois. No exame clínico, em vez de *tender points*, encontrei alterações compatíveis com osteoartrose. Pedi exames que confirmaram a suspeita. Após o tratamento específico, as dores começaram a ceder. Hoje, não incomodam mais. Vanda caminha e tricota feliz.

DORT

Tendinite do ombro, síndrome do túnel do carpo e tenossinovite do punho e antebraço são os principais Distúrbios Osteomusculares Relacionados ao Trabalho (DORT), anteriormente chamados de LER – Lesões por Esforços Repetitivos. O DORT é uma doença multifatorial que possui componentes físicos e emocionais. Posturas incorretas, mobiliário e instrumental inadequados, movimentos repetitivos, mau relacionamento familiar e/ou com chefias e falta de perspectiva profissional podem desencadeá-la.

O dado mais importante, contudo, é que essa doença pode mascarar o diagnóstico da fibromialgia. Uma pesquisa realizada na Universidade Federal de São Paulo constatou que 70% de funcionários afastados do trabalho com diagnóstico de DORT-LER na verdade eram fibromiálgicos não-diagnosticados. Sendo assim, é preciso muito critério para distinguir uma condição da outra.

Existe, ainda, a possibilidade de os dois quadros se associarem. Neste caso, a sensação de dor ocasionada pela DORT é amplificada pela fibromialgia. Por exemplo, uma tendinite do ombro com pequenas rupturas, que talvez incomode pouco a maioria dos pacientes, pode causar dores intensas num portador de fibromialgia. Portanto, antes de cogitar um tratamento mais invasivo, como uma cirurgia, convém tratar a fibromialgia e depois verificar o que houve com a queixa do ombro. É comum a dor desaparecer quase por completo ou evoluir para níveis que respondem bem a tratamentos clínicos.

Bursite/Tendinite

Almofadinhas repletas de líquido se incumbem de reduzir o atrito entre articulações, tendões e músculos. Elas recebem o nome de bursa. A bursite nada mais é do que a inflamação dessas almofadinhas, acarretando dor e limitação dos movimentos. A articulação do ombro é particularmente susceptível, mas também pode ocorrer nos cotovelos, quadris, joelhos e tornozelos. Muitas vezes, essa inflamação se espalha e atinge também o tendão, dando origem à tendinite.

As principais causas dos dois distúrbios são atividades ocupacionais, esportes, traumas e doenças inflamatórias. Tanto um como outro acarretam dor e limitação de movimentos. Em geral, afetam uma parte isolada do corpo. Os ombros, por exemplo.

O diagnóstico de tendinite ou de bursite no corpo inteiro sugere algo estranho. Até é possível, quem sabe, se a pessoa for portadora de uma doença inflamatória sistêmica ou tão azarada para levar tombos seguidos que inflamem tantas bursas ou tendões ao mesmo tempo. Entretanto, o mais provável é que se trate de fibromialgia. A confusão se dá porque a síndrome pode aparecer aos poucos, ou seja, primeiro manifestar dor no ombro direito, depois no esquerdo e assim por diante, até se difundir por todo o corpo.

Quando chegou ao meu consultório, Felipe, 21 anos, tinha diagnóstico de bursite nos dois ombros e nos dois joelhos. Chegou a operar um dos ombros. Nem assim as terríveis dores cessaram. Disse que sua vida era um inferno. Sentia um cansaço horroroso. Perdeu dois anos da faculdade, não conseguia sair com os amigos. Ele me descobriu pela *Internet*. Era o 40º médico que procurava. Decidiu que seria o último.

Durante a consulta, descobri que tinha bruxismo, enxaqueca, irritabilidade, depressão e um péssimo relacionamento com o pai. O diagnóstico foi fibromialgia. Prescrevi medicação e exercícios físicos de caráter progressivo e sugeri que procurasse apoio psicoterápico para resolver seus problemas familiares. O início foi difícil. Ele sentia muita dor, mas aos poucos obteve progressos. As queixas foram cedendo até que desapareceram totalmente. Hoje, ele trabalha, faz *power yoga* e está prestes a terminar a faculdade.

Assim como as demais patologias citadas nesse capítulo, também a bursite e a tendinite podem se associar à fibromialgia, o que complica o diagnóstico e o tratamento desses distúrbios. O caso de Sandra, 44 anos, ilustra bem essa situação. Ela resolveu me procurar depois de levar quatro tombos em três meses. Achava que era por distração. Andava muito preocupada com a separação recente. Vivia tensa, ansiosa. Engordou bastante. Tinha palpitação, tremedeira, dores fortes no ombro e generalizadas pelo corpo. Dormia mal e acordava cansada. Durante o exame, encontrei pontos dolorosos de fibromialgia e as manobras para tendinite do ombro deram positivo. O ultra-som apontou ruptura parcial do tendão. Indiquei fisioterapia, medicamentos para tendinite e fibromialgia, caminhadas e ginástica. Progressivamente, ela foi melhorando.

Beatriz, 43 anos, é outro exemplo de sobreposições. Apresentava dores terríveis no pescoço, no ombro, nas nádegas e na região lombar, além de um cansaço fora de propósito. Não conseguia fazer nenhum movimento por muito tempo: andar, ficar parada em pé ou mesmo sentada. Era tudo muito "desconfortável e inquietante". Como se não bastasse, ainda tinha sono de má qualidade, síndrome do cólon irritável e sinais de depressão.

Diagnosticada fibromialgia associada à disfunção na ATM e depressão, ela começou a tomar remédios aliados à fisioterapia, caminhada, acupuntura e a uma placa de mordida de uso noturno. Aos poucos, passou a dormir melhor, a sentir menos cansaço pela manhã e obteve um certo alívio para as dores que a atormentavam. Uma delas, porém, não cedia: a dor nos quadris. Achei que havia algo mais. Uma ressonância magnética detectou bursite. O tratamento combinou injeção local de cortisona e fisioterapia para combater a dor, fortalecer o músculo e recuperar os movimentos.

Um detalhe importante: a bursite e a tendinite, assim como outros processos inflamatórios, costumam responder ao tratamento com a cortisona, ao contrário da fibromialgia.

Artrite Reumatoide

Às vezes, por razões desconhecidas, o sistema de defesa interno resolve atacar estruturas do próprio organismo. É o que acontece nas doenças autoimunes como artrite reumatoide, síndrome de Sjögren e lúpus eritematoso sistêmico. As três produzem dores e podem se associar à fibromialgia.

A doença inflamatória articular mais frequente é a artrite reumatoide. Descrita desde a Antiguidade, atinge de 1% a 2% da população, sobretudo mulheres (a proporção é de três para cada homem). Embora ocorra em qualquer idade, seu pico de incidência vai de 35 a 55 anos.

Trata-se de uma doença sistêmica, isto é, acomete o corpo inteiro. A parte visada é a membrana sinovial, tecido que forra e produz um líquido que lubrifica as articulações. Ela se inflama, exagera a produção do líquido sinovial e se prolifera podendo invadir ossos, ligamentos e tendões. O resultado é a destruição articular.

As causas da artrite reumatoide são desconhecidas. Sabe-se apenas que alguns fatores contribuem para o seu aparecimento: predisposição genética (parentes em 1º grau de um portador apresentam 16 vezes mais chances de apresentar a doença), fatores hormonais (grande incidência no sexo feminino, na pré-menopausa) e talvez agentes infecciosos.

O início geralmente é gradual e se manifesta por fadiga, rigidez matinal com duração superior a uma hora, dores articulares e musculares difusas, perda do apetite e fraqueza. Evolui com a presença de inchaço, calor e rigidez nas articulações e a dor chega a atrapalhar o sono. Tais sintomas podem levar à confusão com fibromialgia.

Vale a pena recordar que é comum o portador de fibromialgia dizer que sente inchaço nas juntas. Na verdade, consiste em um inchaço subjetivo, ou seja, a pessoa tem a sensação de estar inchada, mas durante o exame clínico nenhuma alteração objetiva é encontrada. Caso o local não seja adequadamente examinado, pode haver o erro diagnóstico e o quadro ser tratado como se fosse artrite.

Tive, no entanto, pacientes que viveram a situação inversa. Selma, 49 anos, após uma separação traumática passou a sentir dor nas mãos, depois nos braços, nos ombros, até que se tornou generalizada. Dormia mal e acordava indisposta. Queixava-se de dor de cabeça. Sentia as juntas inchadas e tinha rigidez matinal. Os antidepressivos não faziam efeito, já os anti-inflamatórios, inclusive a cortisona, traziam um alívio parcial dos sintomas. Isso chamou a minha atenção. Fibromialgia em geral não melhora com anti-inflamatórios, isoladamente.

Durante o exame clínico observei aumento no volume do joelho esquerdo, redução no movimento do punho direito e dor acompanhado por inchaço nas articulações da mão. Minha hipótese, de artrite reumatoide, foi confirmada por exames complementares. Todas as provas de atividade inflamatória estavam alteradas. O mapeamento ósseo, por exemplo, captou múltiplas articulações com sinal de inflamação. O tratamento adequado livrou essa paciente das dores e deteve a progressão da doença.

Quanto antes for iniciado o controle da artrite reumatoide, maiores as chances de preservar as articulações e evitar deformidades. As áreas mais acometidas são dedos das mãos, punhos, joelhos, pés, ombros, tornozelos, quadris, cotovelos, ATM e coluna cervical. Além das articulações, o principal alvo, outros órgãos podem estar envolvidos no quadro: a pele, os vasos, o pulmão, o coração, os olhos e o sistema nervoso.

Lembro de uma paciente de 24 anos que adorava fazer trilhas. Um dia, começou a sentir dor na coluna dorsal com formigamento nos braços. De repente, os punhos e as mãos ficaram inchados. Achou que fosse devido ao peso da mochila. Como as dores pioraram, procurou um médico que diagnosticou fibromialgia.

Quando a conheci, queixava-se de cansaço e irritação. A dor a perturbava há mais de um ano. Ao fazer o exame clínico, suspeitei de artrite. A jovem mal conseguia se mexer. Resolvi interná-la. O tratamento intensivo com drogas para artrite reumatoide e um trabalho personalizado de musculação eliminaram suas queixas. Hoje, ela leva uma vida normal.

A artrite reumatoide também entra na lista das doenças que atacam em parceria com a fibromialgia. Às vezes, isso acontece de forma surpreendente, como revela a história de Maria Augusta, 48 anos, que trato há dez anos. Ela apareceu com uma dor no tornozelo. Quatro ortopedistas disseram que era uma entorse. Após o exame clínico, suspeitei de artrite do tornozelo. Receitei anti-inflamatórios e solicitei exames. Quando ela voltou com o resultado, estavam inchados seus dois tornozelos e os dois punhos. Era artrite. E, por sinal, uma das mais agressivas que já vi. Com o uso de drogas modernas disponíveis, nenhum de seus ossos ficou torto.

Há dois anos, Maria Augusta começou a se queixar de dor no corpo. Os exames de artrite davam resultado normal, sinal de que a doença estava sob controle. Mesmo assim as dores eram piores a cada dia. Na época, tinha sido vítima de um assalto e apresentava dificuldades para dormir. Apalpei os *tender points* e ela sentiu dor em quase todos. O quadro havia mudado. A causa da dor passou a ser a fibromialgia, não mais a artrite reumatoide. Se eu não estivesse atenta, poderia ter aumentado o remédio da artrite, o que não resolveria nada. Iniciei o tratamento para fibromialgia e hoje ela está muito bem.

Polimiosite

Dor e fraqueza por inflamação muscular são os principais sintomas de polimiosite, doença inflamatória dos músculos, com diversas causas, dentre as quais vírus e doenças inflamatórias reumáticas. Afeta duas mulheres para cada homem, a maioria na faixa entre 40 e 60 anos. A confusão com a fibromialgia também é comum. No entanto, nesse caso pode haver fraqueza muscular, com dificuldade para subir uma escada, febre e até dificuldade para engolir.

Há anos trato um rapaz que trabalha muito tempo sentado e de vez em quando precisa carregar peso. Já teve alguns problemas de coluna. Um dia, chegou reclamando de fadiga, dor nos braços e nas pernas. Tudo levava a pensar em fibromialgia. Só que durante o exame achei aquela fraqueza muito exagerada. E me chamou atenção o fato de ter aparecido após uma gripe mal curada. Pedi um teste sanguíneo que avalia as enzimas musculares. Estavam todas alteradas. Mandei fazer uma biópsia do músculo. Veio laudo de polimiosite, provavelmente pós-viral. Indiquei o tratamento e sua recuperação foi total.

Polimialgia Reumática

Quando o paciente for idoso, é preciso ficar alerta para a possibilidade de polimialgia reumática, distúrbio inflamatório comum após os 65 anos. Provoca dor muscular intensa nos braços, pernas, particularmente nas coxas, quadris e ombros, além de fraqueza e pode estar acompanhado por dor de cabeça. Seu tratamento requer o uso de cortisona.

Clarice, 70 anos, tomava antidepressivos, analgésicos e calmantes para as dores que sentia no corpo todo. Um médico havia diagnosticado fibromialgia. Mas ela não estava respondendo ao tratamento. Levantei sua história e encontrei alguns problemas familiares que causavam um certo estresse. Nada de excepcional. Perguntei se tinha dor de cabeça. Ela confirmou. E estranhou porque ninguém havia lhe perguntado isso antes. Indaguei se ela sentia dificuldade para colocar roupa no varal e ela respondeu que sim.

Durante o exame clínico não encontrei os clássicos pontos dolorosos de fibromialgia. Mas percebi que a artéria temporal estava sensível. Minha hipótese era polimialgia reumática com arterite temporal (doença inflamatória das artérias que costuma atacar junto com a polimialgia). Um exame de sangue confirmou a suspeita. Dei cortisona e Clarice sarou. Hoje, faz pilates e está feliz da vida.

Agora É a Sua Vez

Responda os testes abaixo para checar se você é candidato(a) a duas doenças bastante comuns que às vezes são confundidas com fibromialgia e podem se associar a ela.

Teste 1

1. Você acorda com as juntas duras e assim permanecem por mais de uma hora?

    ( ) Sim ( )Não.

2. Observa inchaço em três ou mais articulações?

    ( ) Sim ( )Não.

3. Suas mãos ou punhos ficam inchados?

    ( ) Sim ( )Não.

4. O inchaço é simétrico? Por exemplo, se um cotovelo incha, o outro incha também?

    ( ) Sim ( )Não.

5. Você nota o aparecimento de caroços embaixo da pele, sobretudo nos braços e nas pernas?

    ( ) Sim ( )Não.

6. Tem entre 35 e 55 anos?

    ( ) Sim ( )Não.

Resultado:

Se respondeu sim a pelo menos cinco dessas perguntas e os sintomas observados o incomodam há seis semanas, no mínimo, atenção, você pode estar com *artrite reumatoide*. Procure um médico para diagnóstico.

Teste 2

1. Você acorda com as juntas duras e a rigidez permanece por menos de 30 minutos?
( ) Sim ( ) Não
2. As juntas doem, principalmente nas mãos, joelhos, ombros e quadris?
( ) Sim ( ) Não
3. Sente dor na coluna?
( ) Sim ( ) Não
4. Estas dores pioram com atividade física e melhoram com repouso?
( ) Sim ( ) Não
5. Você percebe que suas juntas estão ficando grossas (alargadas)?
( ) Sim ( ) Não
6. Às vezes suas juntas estalam?
( ) Sim ( ) Não
7. Já passou dos 60 anos de idade?
( ) Sim ( ) Não

Resultado

Se respondeu sim a pelo menos seis dessas perguntas, você pode estar sofrendo de *osteoartrose*, o popular bico de papagaio. Consulte um médico.

Você Não Está Louco

> *"No início, eu achava que era frescura de minha esposa, que ela queria chamar a minha atenção... Depois comecei a perceber que podia ser algo sério, pois os sintomas foram se potencializando e minha esposa simplesmente não vivia mais."*
>
> Gilberto, casado com Letícia, 52 anos

Um alívio por ter encontrado finalmente uma explicação para seu sofrimento. Assim os pacientes costumam reagir ao diagnóstico de fibromialgia. Uma pequena parcela demonstra perplexidade por saber que é portador de uma síndrome dolorosa crônica. No momento da descoberta, a maioria já apresenta uma melhora de 50% nos sintomas. O grande drama para eles é não saber o que têm e às vezes estar em descrédito com a família.

Após meses ou anos de dúvidas e dores torturantes, com a qualidade de vida prejudicada e sem expectativa de cura, finalmente surge uma esperança. Um médico diz que possui uma doença real e aponta um caminho para a recuperação.

Não é preciso mais se contentar com aqueles comentários, ouvidos tantas vezes: "Você parece bem e eu não consigo encontrar nada de errado no seu corpo." "Provavelmente, está só um pouco estressado ou deprimido." "É invenção da sua cabeça." "É falta do que fazer." Nem ter que se conformar com a "desgraça" de ter sido escolhido para padecer de dores que vêm do nada.

Saber que não sofre de um distúrbio raro e fatal, não corre o risco de ficar deformado ou inválido e, principalmente, que não está louco faz toda a diferença. "A fibromialgia é uma doença real e objetiva. Esse fato dá alívio a muitos pacientes nos quais os sintomas crônicos foram rotulados como puramente psicológicos ou imaginados", diz o livro de Sterling West,

Segredos em Reumatologia. E também àqueles familiares preocupados, que acreditam nas queixas e querem ajudar, mas não sabem como.

O portador passa a encarar o mal-estar de outra maneira: em vez de se cobrar e se condenar por sentir cansaço quando tanta gente de mais idade esbanja energia, ele começa a respeitar os limites do seu corpo. Aos poucos, descobre que é possível controlar alguns componentes que interferem na modulação da dor, por exemplo, a falta de condicionamento físico. E se quiser melhorar, de fato, investe em atitudes positivas visando à recuperação.

Esse detalhe é importante porque em alguns casos os sintomas trazem um ganho secundário do qual a pessoa não quer abrir mão. Tive uma paciente que reagiu muito bem ao tratamento a ponto de as dores cessarem. De repente, resolveu parar tudo e as dores voltaram. Alternava períodos em que estava muito bem com outros em que estava muito mal. Parecia que desejava sentir dor. Um dia, ela me confidenciou que seus filhos adultos só lhe davam atenção quando ficava doente. Eu retruquei que isso poderia funcionar algumas vezes, mas chegaria uma hora em que eles se cansariam dessa história. Sugeri que procurasse uma terapia. Ela percebeu o que estava acontecendo e resolveu buscar ajuda psicológica.

O diagnóstico correto traz mais um benefício inegável: permite ao fibromiálgico ser visto "com outros olhos" por si próprio e pelos familiares e amigos, que tendem a menosprezar suas queixas, já que ele parece bem e os exames estão normais.

Deixa de ser taxado como aquele chato com "mania de doença" que reclama o tempo todo. Ou o "preguiçoso" que só quer saber de ficar em casa quando todos estão empolgados, querendo se divertir. Ou, ainda, o "desmancha-prazeres" que não topa nenhum programa — realmente, as pessoas não conseguem entender como um passeio no *shopping* pode ser mortificante para ele!

Seja qual for a situação, o diagnóstico da síndrome estimula o respeito pelas queixas, a compreensão das limitações, o apoio ao tratamento, a solidariedade.

Princípios do Tratamento

"Eu sentia tanta dor que não acreditava mais na possibilidade de melhorar minha condição. Hoje, pratico exercícios físicos e realizo meus afazeres normalmente. Sou outra pessoa."

Pedro, 37 anos

Uma pílula mágica que elimine as dores, traga de volta a disposição, melhore a qualidade do sono e acabe de vez com todas as outras queixas, de preferência, com ação imediata e sem nenhum efeito colateral. Este seria o tratamento dos sonhos dos fibromiálgicos. Só que ele não existe.

Até o momento, a fibromialgia não tem cura. Mas não é só ela. Em geral, doenças de espectro afetivo, como enxaqueca, gastrite nervosa e síndrome do cólon irritável, são controladas — e não curadas.

Será que podemos prometer a cura de um distúrbio desencadeado, entre outros fatores, por estresse emocional? Ou temos que falar em qualidade de vida?

Muitos dos sintomas da fibromialgia podem ser atenuados e controlados de modo a não atrapalhar mais a vida do portador. Acredite: você pode ter a síndrome e nem perceber.

Os principais alvos do tratamento são aliviar a dor, diminuir os distúrbios do sono e conter os distúrbios do humor, tendo por objetivo final a melhora na qualidade de vida. Essa meta é atingida com a ajuda do próprio paciente, familiares e uma boa relação médico/paciente. Sempre digo ao meu paciente que ele é peça fundamental no tratamento, uma vez que não posso me exercitar, nem me controlar por ele. A minha função é esclarecer o diagnóstico, ouvir e apoiar o paciente, prescrever os medicamentos e dar as devidas orientações, que devem ser rigorosamente seguidas.

Um tratamento estruturado depende de um diagnóstico e uma avaliação bem feitos. O reumatologista precisa avaliar os diversos sintomas que aparecem na fibromialgia. Não basta saber apenas se o paciente tem dor ou não. É necessário checar se ele sente cansaço, como anda o sono e assim por diante, até englobar todas as manifestações da síndrome (Tabela 10.1). O tratamento é planejado conforme os sintomas citados.

Tabela 10.1
Os Pontos Fundamentais do Tratamento

Em síntese, um tratamento estruturado prevê:

Diagnóstico e avaliação do paciente
Educação
Pesquisa de dor
Fadiga
Sono
Desordens psicológicas
Disautonomia
Descondicionamento
Disfunções cognitivas
Desordens associadas

O tratamento da fibromialgia envolve um pacote de medidas que engloba modalidades farmacológicas (medicamentos) e não-farmacológicas, ambas com igual importância. Diversos medicamentos podem ser receitados: analgésicos, antidepressivos, anticonvulsivantes, relaxantes musculares, indutores de sono, anti-inflamatórios, entre outros. Tudo vai depender das queixas do paciente. No entanto, convém salientar que o tratamento medicamentoso isolado produz resultados limitados.

As medidas não-farmacológicas são fundamentais para a recuperação. Incluem sempre exercícios bem orientados e, conforme o caso, técnicas de relaxamento, acupuntura, terapia cognitivo-comportamental e outros métodos, como RPG, *rolfing*, massagem etc.

O ponto de partida é a educação do paciente. Cabe ao reumatologista explicar o que ele tem, as principais causas e fatores desencadeantes, como pode ser tratado e o mecanismo de ação das drogas. Conhecer a síndrome estimula o portador da fibromialgia a adotar um estilo de vida mais saudável e a se ajudar.

Além dos conhecimentos adquiridos durante a consulta, pode ser muito valiosa a participação dos doentes e familiares nos grupos de apoio aos portadores de fibromialgia que existem no mundo inteiro e começam a "pipocar" no Brasil. Entrei em contato com esse trabalho durante um congresso de Reumatologia nos Estados Unidos. Um participante da mesa de discussões sobre fibromialgia contou suas experiências com grupos montados em clínicas privadas. Na época, eu já trabalhava com grupos de funcionários do Hospital Albert Einstein, em São Paulo, há uns três anos. Mas não sabia como seria a aceitação numa clínica particular. O fato de não ter vínculos emocionais ou profissionais com os demais participantes talvez inibisse as pessoas na hora de expor seus problemas.

Os resultados apresentados naquela mesa foram tão significativos que retornei ao Brasil decidida a fundar um Grupo de Apoio a Portadores de Fibromialgia e Familiares na minha clínica, voltado aos nossos pacientes. A reação dos participantes foi a melhor possível. Em outubro de 2004, os grupos completaram dois anos de atividades.

Durante as reuniões, que acontecem uma vez por mês, eu esclareço dúvidas sobre o distúrbio e uma psicóloga fala da influência do estresse e dos fatores emocionais nas síndromes dolorosas. Os pacientes aprendem sobre sua doença, compartilham sentimentos e vivências, descobrem sintomas coincidentes e trocam a solidão por uma corrente de apoio mútuo, o que é enriquecedor para os participantes. A melhora de um muitas vezes serve de estímulo para o outro. Depois de conhecer mais a fibromialgia e acompanhar experiências bem sucedidas, a maioria adere ao tratamento, sem problemas.

As medidas não-farmacológicas dependem sobretudo dos doentes. Portanto, muita coisa pode ser feita por quem realmente quiser se curar, como demonstra a Tabela 10.2.

**Tabela 10.2
O que Favorece a Recuperação**

Conhecimento da síndrome: o que é, de onde vem, como tratar.

Treinamento físico: exercícios de alongamento, para melhora da postura e flexibilidade, trabalho muscular, para fortalecimento da musculatura, e condicionamento aeróbico, para ampliar a resistência física.

Mudanças na ergonomia: corrigir a posição da mesa, a altura da cadeira e investir em outros cuidados a fim de evitar posturas inadequadas ou esforços excessivos.

Terapia cognitivo-comportamental e outras técnicas para lidar melhor com o estresse.

Medicina complementar: acupuntura e outros métodos comprovadamente benéficos.

Nos capítulos seguintes, você conhecerá melhor as diversas partes que compõem o pacote de tratamento da fibromialgia.

11

As Armas Químicas

"Mas se eu não estou louca, essa doença não é invenção da minha cabeça, por que eu preciso de antidepressivo?"

Silvana, 48 anos

No tempo em que eu fazia Residência em Clínica Médica na Escola Paulista de Medicina, atendi vários casos de descompensação de diabetes. O motivo era quase sempre o mesmo: interrupção da medicação. O paciente parava de tomar os remédios e em consequência suas taxas de açúcar no sangue subiam perigosamente. Aquilo me deixava intrigada: por que parar se o remédio faz bem?

Ao longo dos anos percebi que essa conduta é observada não só entre diabéticos. Há uma resistência a tratamentos crônicos em geral. Com os portadores de fibromialgia geralmente acontece a mesma coisa. Quando não são eles próprios, por vezes a família oferece objeção, fazendo comentários infundados do tipo: "Você vai ficar viciado neste monte de remédios."

Nunca entendi o porquê dessa reação negativa, já que os remédios colaboram efetivamente para aliviar a dor e as outras queixas. Será que a maioria não gosta de medicamentos ou não entende o motivo de empregá-los?

Por acaso você já viveu esta situação: sentiu-se obrigado a fazer uso de um fármaco, sem saber para que servia, só porque o médico lhe receitou?

Nessa hora, é fundamental uma boa atuação do médico no sentido de explicar a função de cada remédio prescrito e esclarecer todas as dúvidas sobre a doença e os métodos terapêuticos. Daí nasce o clima de confiança essencial para a adesão ao tratamento e a consequente melhora da sintomatologia.

Sem essas informações, talvez o paciente se recuse a utilizar alguns medicamentos que podem ser empregados para tratar a fibromialgia, como os anticonvulsivantes e os antidepressivos. No primeiro caso, porque a bula diz que o remédio é para tratamento da epilepsia. Ele questiona: "Por que eu vou tomar anti-epilépticos se eu não tenho epilepsia?" No segundo, por causa do medo da dependência, que não se justifica.

Ambos os remédios podem ser muito importantes, dependendo do caso. Os anticonvulsivantes bloqueiam o estímulo doloroso no sistema nervoso central (naquele exemplo do Capítulo 3, contribuem para diminuir o volume do aparelho de som) e estabilizam o humor (quem toma essa fármaco tende a ficar menos ansioso). Um deles às vezes reduz a fome, o que pode ser interessante para quem está acima do peso.

Os antidepressivos, por sua vez, não combatem apenas a depressão, encontrada em 1/4 dos fibromiálgicos no momento do diagnóstico. Eles ainda equilibram os níveis de serotonina e de norepinefrina, que costumam estar baixos entre os pacientes. Fora isso, colaboram para melhorar a qualidade do sono.

Quanto ao medo da dependência, não tem razão de ser. Os remédios que podem causar esse inconveniente são os marcados com uma tarja preta. Os antidepressivos não fazem parte desse grupo. Portanto, não viciam. Mas devem ser usados por um tempo prolongado (um ano, pelo menos) e requerem supervisão médica periódica.

Após receber esses esclarecimentos, a maioria dos pacientes aceita o tratamento. Alguns são mais resistentes. Atendi um rapaz com fibromialgia e tendinite por lesão em academia. Ele exagerou na musculação e "arrebentou" o ombro. Encontrei também um traço depressivo e descobri um problema grave no relacionamento dele com a família: era homossexual e os pais não aceitavam sua opção. Sonhavam com um filho fazendeiro, casado, pai de três filhos, a antítese do que era esse rapaz.

Prescrevi antidepressivos e exercícios orientados. Ele concordou com os exercícios. Começou a treinar com a fisioterapeuta da minha clínica. Mas desapareceu do meu consultório por uns oito meses porque se negava a tomar antidepressivos. Enquanto isso, procurou um homeopata que lhe receitou uma fórmula "natural". Depois do quarto mês, estava curado. Fiquei sabendo que ele pensou em vir me desafiar, afinal eu afirmei que não havia comprovação científica de eficácia da homeopatia no tratamento da fibromialgia.

Mas um fato inesperado alterou seus planos. Ele descobriu que naquela fórmula havia antidepressivo e não era natural, mas sintético, uma droga tradicional da alopatia. Tomou sem saber. Então me procurou e disse: "Eu melhorei porque tomei antidepressivo. Você estava certa. Estou aqui para você me tratar." Substituí aquele antidepressivo por outro mais indicado para o caso, e ele melhorou.-

Principais alvos

Dor, distúrbios do sono, alterações do humor, fadiga, e síndromes associadas (Síndrome do cólon irritável, enxaqueca, disautonomia, disfunção da ATM etc.) constituem os principais sintomas a serem amenizados com o tratamento farmacológico da fibromialgia. Observe que utilizei o termo amenizados porque a finalidade é aliviar os sintomas e até abortá-los, permitindo que a pessoa leve uma vida normal.

Um paciente frustrado, com dor crônica, geralmente fica raivoso e difícil de lidar. Espera resultados imediatos, nem sempre factíveis. Ou recorre a terapias com efeitos não comprovados pela comunidade científica. Por isso, é muito importante a habilidade do médico para instituir e manter um programa de tratamento farmacológico com sucesso.

Antes de mais nada, convém salientar que o uso de medicação está indicado quando o sintoma descrito prejudica as atividades diárias e a qualidade de vida. Seja ela qual for, a prescrição deve se basear em resultados de estudos clínicos muito bem conduzidos. E o paciente deve ser informado das modalidades disponíveis de tratamento para ter a liberdade de optar pelo que se adapta melhor ao seu estilo de vida.

Pessoas com fibromialgia geralmente são sensíveis a efeitos colaterais de medicações, logo o sucesso do manuseio terapêutico pode ser alcançado pela introdução de remédios com baixas doses, que são elevadas gradualmente até obter o efeito desejado ou aparecer uma reação adversa intolerável. Elas também podem ser reduzidas durante a melhora. Daí a necessidade de uma reavaliação periódica de cada medicamento. Para evitar que o paciente se acostume ao remédio, é comum o reumatologista alternar os fármacos receitados.

Em síntese, o tratamento farmacológico da fibromialgia obedece a cinco princípios (Tabela 11.1).

Tabela 11.1
Princípios do Tratamento Medicamentoso

Aliviar os sintomas
Iniciar com baixas doses e aumentá-las vagarosamente
Evitar que o organismo se acostume ao fármaco, alternando os medicamentos
Rever periodicamente os remédios
Evitar o exagero medicamentoso.

Controle da Dor

Em função da complexidade dos sintomas da fibromialgia, é um grande desafio na pesquisa achar um medicamento padrão satisfatório capaz de abranger as diversas nuanças da síndrome. Mas estudos clínicos mostraram que remédios de vários grupos podem ser eficazes no alívio da dor e dos demais sintomas.

A escolha vai depender da queixa principal de cada um. Pode se resumir a uma droga ou combinar algumas delas. Não existe uma fórmula válida para todos. O tratamento tem que ser personalizado.

Dor generalizada e persistente é o achado central na fibromialgia. Portanto, o objetivo número 1 é reduzir esse desconforto, que degrada a qualidade de vida, prejudica o sono, altera as funções físicas e causa um enorme estresse psicológico.

O tratamento racional da dor inclui remédios que agem na via ascendente (leva o estímulo doloroso), no cérebro e na via descendente (suprime a dor). Conheça os principais:
- *Analgésicos.* São administrados quase sempre em associação a outras medicações. Ajudam a aliviar a dor e também servem de suporte ao início do tratamento com antidepressivos. Dificilmente um paciente aguenta esperar dois meses (tempo que alguns

antidepressivos levam para agir) sentindo dor. Podem ou não ser abolidos conforme os outros fármacos, os exercícios físicos e demais medidas surtem efeito. Alguns portadores preferem ter consigo uma receita de analgésico para uso naqueles casos em que a síndrome resolve atacar novamente. Lembre-se que a fibromialgia pode flutuar. Desse grupo fazem parte:

– *Não opiáceos* como o paracetamol ou acido acetilsalicílico. Podem ser usados como coadjuvantes no tratamento e geralmente apresentam poucos efeitos colaterais.

– *Opiáceos.* Analgésicos como a codeína, o tramadol, a oxicodona o fentanil e outros ligam-se a receptores opioides no sistema nervoso central, produzindo efeitos semelhantes aos da morfina. Tiram a dor, mas podem causar prisão de ventre, náuseas, vômitos, urticária e sedação. Não devem ser receitados a pacientes com histórico de abuso a álcool e outras drogas.

– *Anti-inflamatórios não hormonais.* Isoladamente demonstram pouca ou nenhuma eficácia, já que a fibromialgia não é uma doença inflamatória. No entanto, podem ser úteis como coadjuvantes, combinados a drogas que agem no sistema nervoso central.

– *Anti-inflamatórios hormonais.* Os populares corticoesteroides não têm indicação. Não se usa cortisona para tratar a fibromialgia.

• *Antagonistas do receptor NMDA.* Alterações nesse receptor provocam uma resposta exagerada ao estímulo doloroso e não doloroso (alodinia/ hiperalgesia). Drogas que bloqueiam o receptor NMDA, como a cetamina, o dextrometofan e amantidina, começam a ser utilizadas em casos selecionados no tratamento das dores crônicas.

Para alguns pacientes refratários à maioria dos medicamentos, iniciamos um tratamento com cetamina injetada na veia com resultados satisfatórios no controle da dor e da depressão. Este tratamento é novo, indicado para alguns casos específicos.

• *Antagonistas do receptor 5-HT3.* A sigla se refere a 5-hidroxitriptamina, um tipo de receptor da serotonina. Estudos clínicos sugerem que o emprego dessa classe de fármacos modula a liberação de neurotransmissores que levam a dor, em especial a substância P. Deste grupo fazem parte o tropisetron e o ondansetron, dois remédios usados regularmente em pacientes submetidos à quimioterapia e radioterapia para alívio das náuseas.

- *Antidepressivos*. Os mais empregados são:
  - *Tricíclicos*. Melhoram o sono, aumentam a disponibilidade de serotonina para as células nervosas, potencializam o efeito das endorfinas e relaxam os músculos, o que traz alívio da dor. É o caso da amitriptilina e da ciclobenzaprina. Ambos apresentam resultados rápidos.

  - *Inibidores seletivos da recaptação da serotonina*. Fármacos como fluoxetina, sertralina, citalopran, escitalopran e outros não são utilizados para alívio direto da dor, porém melhoram o componente emocional da dor e as desordens do humor comuns na fibromialgia. Ajudam a reduzir a fadiga, a ansiedade e os distúrbios cognitivos, além de tratarem a depressão. Levam de quatro a oito semanas para agir.

  - *Inibidores seletivos da recaptação da serotonina e norepinefrina*. Fármacos como a venlafaxina e a desvenlafaxina podem proporcionar um certo alívio da dor, entretanto sua principal ação é melhorar o componente emocional associado a ela. Em junho de 2008 o FDA (*Food and Drug Administration*), aprovou um novo medicamento desta classe para o tratamento da fibromialgia. A aprovação foi baseada em 2 estudos que revelaram que a duloxetina foi superior ao placebo[1] no controle da dor em alguns pacientes. Bem como o FDA notou que a duloxetina foi efetiva para reduzir a dor em pacientes com ou sem depressão.

---

[1] O termo *placebo* se refere a medicamentos inertes (desprovidos de princípios ativos), que são utilizados nas pesquisas para efeito de comparação. Uma parte das pessoas recebe o fármaco que está sendo testado, a outra o placebo, depois os resultados são avaliados. Para ser considerado eficaz, um remédio deve induzir uma resposta melhor do que a provocada pelo placebo.

Um outro medicamento desta classe, milnacipran também foi aprovado para o tratamento da fibromialgia.
- *Outras opções.* Inibidores da recaptação da norepinefrina e dopamina, como a bupropiona, e antagonistas serotoninérgicos, como a mirtazipina, às vezes são prescritos, mas seus resultados não superam o dos antidepressivos tricíclicos.

- *Anticonvulsivantes.* Fármacos como a gabapentina, a lamatrogina, o topiramato e a carbamazepina têm vários efeitos no sistema nervoso central e periférico. Inibem a via ascendente da dor, ao promover um aumento nos níveis do neurotransmissor GABA. Portanto, reduzem o estímulo doloroso e também contribuem para estabilizar o humor. Uma nova droga está sendo testada no tratamento de numerosas dores crônicas e na fibromialgia, com boas perspectivas: o pregabalina tem se mostrado eficaz no alívio da dor, da fadiga e dos distúrbios do sono.

  Em 2007, o FDA aprovou um novo medicamento desta classe para o tratamento de fibromialgia. A pregabalina não cura a fibromialgia, mas pode atenuar a dor em alguns pacientes de acordo com os estudos.

- *Relaxantes musculares.* Agem no sistema nervoso central. Minimizam os espasmos e as dores musculares. Os mais empregados são a tizanidina e o carisoprodol.

- *Lidocaína.* Fornecida por via oral ou endovenosa, alivia temporariamente a dor, bloqueando a descarga das fibras C, células nervosas que levam o estímulo doloroso.

- *Betabloqueadores.* Podem beneficiar pacientes portadores de hipotenção ortostática, palpitações e instabilidade vasomotora. Em baixas doses dados a noite podem diminuir a dor e a ansiedade

- *Moduladores seletivos do receptor de estrógeno.* O raloxifeno pode ser eficaz em diminuir a dor e melhorar a fadiga em pacientes com fibromialgia na menopausa

- *Estimulantes do sistema nervoso central.* O Modafinil aprovado para narcolepsia pode melhorar a fadiga e distúrbios cognitivos

- *Canabioides sintéticos.* Estudos preliminares sugerem que os canabioides sintéticos como a nabilona podem melhorar a dor e ansiedade em pacientes com fibromialgia.

- *No local.* Caso a dor seja mais intensa numa região em particular, existe a alternativa de aplicar ali uma pomada contendo capsaicina, substância encontrada na pimenta vermelha. Ela reduz a quantidade de substância P no local e atrapalha a deflagração do estímulo doloroso. Leva cerca de uma semana para começar a fazer efeito.

Outros *inibidores da substância P*, mas de ação no sistema nervoso central, estão sendo testados e apresentados como tratamentos promissores para a fibromialgia no futuro.

Infiltrações nos *tender points* não dão resultado porque eles não são pontos de tratamento, nem de acompanhamento. Servem apenas para diagnóstico. Além disso, o problema não está ali, mas no sistema nervoso, que memoriza a dor. Onde infiltrar, então? O cérebro? No entanto, esse tratamento pode funcionar na síndrome da dor miofascial, que decorre de contratura muscular. A infiltração é feita no *trigger point,* ponto a partir do qual a dor se irradia.

Defensores do Sono

Os principais recursos farmacológicos utilizados para combater os distúrbios do sono que afetam os portadores de fibromialgia são:
- *antidepressivos:* os tricíclicos, em especial, melhoram a qualidade do sono;
- *sedativos hipnóticos:* é o caso do zolpidem, um tranquilizante leve que alivia especialmente a sensação de cansaço diurno;
- *benzodiazepínicos*: o alprazolan se revelou benéfico, sobretudo nos casos em que há ansiedade intensa. O clonazepan também é utilizado. Mas como esses remédios podem causar dependência, são reservados para uso em curto prazo e em pacientes selecionados;
- *relaxantes musculares:* alguns como a tizanidina e o carisoprodol, de ação no sistema nervoso central, podem auxiliar no tratamento dos distúrbios do sono;
- *antagonistas da Dopamina*: drogas como L-Dopa/carbidopa, destinadas ao tratamento do Mal de Parkinson, controlam a síndrome das pernas inquietas, que prejudica o descanso. O clonazepan também combate essa queixa;

- *injeções de GH (Hormônio do Crescimento)*: podem ser prescritas à minoria de pacientes que possuem uma queda nas taxas desse hormônio. A administração melhora os distúrbios do sono.

Controle da Fadiga

Esse é um dos sintomas mais prevalentes e debilitantes da fibromialgia. Também é um dos mais difíceis de tratar apenas com remédios, porque suas causas ainda não estão totalmente esclarecidas. Parece resultar da associação entre depressão, distúrbios do sono e descondicionamento físico. Neste caso, as medidas não-farmacológicas assumem uma importância maior. Quanto aos medicamentos, os mais eficazes são:

- *antidepressivos*: os inibidores da recaptação da norepinefrina e da dopamina, em especial. Ao elevarem os níveis desses compostos no sistema nervoso central parecem ser o tratamento mais específico para a fadiga. Os tricíclicos, ao contrário, embora aliviem a dor e melhorem o sono, não controlam tanto o cansaço;
- *estimulantes do sistema nervoso central*: fármacos como o modafinil estão se revelando úteis para combater o cansaço diurno, mas os estudos ainda engatinham;
- *antagonistas do receptor 5-HT3*: estudos sugerem que remédios como o tropisetron podem aliviar a fadiga. Mas ainda requerem comprovação.

Uso Adequado

Vários medicamentos podem ser prescritos para aliviar os demais sintomas apresentados pelos portadores de fibromialgia e as síndromes associadas. Todos eles podem causar efeitos colaterais em maior ou menor grau. Até mesmo os anti-inflamatórios, largamente empregados, às vezes acarretam danos graves ao estômago e aos rins. Portanto, todos requerem acompanhamento médico rigoroso. Nenhum deve ser usado por conta própria. Lembre-se: o que serve para sua vizinha pode não ser bom para você. Portanto, não caia naquela conversa de "comadre": "Olha, tomei esse remedinho e foi tiro e queda." Muito cuidado com a automedicação!

Os pacientes manifestam preocupação quanto às possíveis reações adversas dos antidepressivos: boca seca, sonolência, prisão de ventre, retenção de líquidos, ganho de peso e palpitações. O que mais os incomoda é o receio de ficarem sonolentos. O torpor, quando ocorre, (bem como os demais efeitos colaterais) é comum nos primeiros dias de uso, depois tende a desaparecer.

No entanto, é bom ressaltar que nem todas as pessoas apresentam efeitos colaterais. Tudo vai depender da resposta individual, que em geral é imprevisível. Aconselho o paciente a usar pelo menos durante uma semana e deixo o número do meu celular para se comunicar comigo se houver qualquer problema.

Um leve torpor pode ser tolerável, mas uma sonolência que impeça a pessoa de trabalhar requer um ajuste: redução de doses e mudanças no horário de tomar o remédio podem contornar o inconveniente.

Em outros casos, talvez seja necessário trocar de droga ou até incluir no arsenal terapêutico um remédio que combata aquele efeito indesejável. Os opiáceos, por exemplo, afetam a movimentação das paredes intestinais a ponto de ocasionar prisão de ventre. Nesses casos, posso receitar também a cáscara sagrada ou recomendar o uso de suplementos de fibras.

Outros efeitos podem ser driblados. Saliva artificial e aumento na ingestão de líquidos resolvem o problema de boca seca. Lágrimas artificiais combatem a secura ocular.

O mais importante no tratamento medicamentoso da fibromialgia é que:
1. Nenhum remédio deve ser usado de forma indiscriminada e sem o devido acompanhamento de um reumatologista experiente. É preciso conhecer bem a síndrome e o arsenal terapêutico para maximizar os recursos;
2. É fundamental que o paciente mantenha um bom relacionamento com o médico para expor suas reações e necessidades. Essa parceria é seu maior aliado na luta para superar a síndrome e recuperar sua qualidade de vida.

Exercícios, na Medida Certa

"Os médicos sempre me mandavam fazer exercícios físicos. Mas eles me deixavam mais dolorida e cansada. Uma época tentei a hidroginástica. Depois, quase morri de dor de cabeça."

Maria, 32 anos

Uma das recomendações mais ouvidas pelos portadores de fibromialgia é esta: "Faça exercícios físicos, são bons para você!" A grande maioria, no entanto, responde que não pode se exercitar, não tem energia suficiente para isso, ou quando finalmente consegue, as dores parecem piorar depois da prática, o que é frustrante para eles.

Por essa razão, muitos desistem e se resignam a levar uma vida sedentária. Cerca de 83% dos pacientes com fibromialgia não se exercitam regularmente e 80% não estão em boa forma física, segundo uma pesquisa americana.

De fato, exercícios físicos podem trazer benefícios fantásticos, comprovados nas últimas três décadas, mas também oferecem riscos, se não forem muito bem orientados.

O que vai determinar um resultado favorável ou não são variáveis como idade do paciente, grau de condicionamento físico, intensidade do exercício e condições associadas. Portanto, todo programa de treinamento precisa ser personalizado.

Um fibromiálgico sedentário não deve se matricular numa academia e tentar participar de aulas em grupo, ao lado de pessoas "saradas", sob o risco de piorar ainda mais o seu quadro. A massificação e a falta de orientação individualizada em geral têm efeitos desastrosos. Dificilmente ele aguenta uma aula inteira, ainda mais se tiver peso e muita repetição. Não se trata de preguiça. O esforço acentuado desencadeia dor e fadiga.

Logo, os fatores decisivos para um programa de condicionamento físico ser bem tolerado são: a escolha, junto com o reumatologista, do mais adequado ao seu caso, a intensidade dos exercícios (no início, eles precisam ser lentos e progressivos), bem como a sua periodicidade. Movimentos extenuantes, ao contrário, prejudicam o metabolismo da fibra muscular e promovem o acúmulo de substâncias que acarretam dor.

Por exemplo, se a pessoa não está acostumada a fazer caminhadas, deve começar com 5 minutos diários, e aumentar o tempo aos poucos, 5 minutos toda semana, até chegar a 30 minutos por dia. Não há razão para ter pressa.

Estes cuidados diminuem (e muito!) a possibilidade de aumentos na dor e na fadiga, sobretudo nas primeiras semanas de treinamento. Uma vez adquirido o hábito, melhora o condicionamento muscular, e a tendência é diminuir a dor e cortar aquele ciclo da dor/descondicionamento. Essa é uma das razões pelas quais a atividade física constitui parte fundamental no tratamento da fibromialgia, ao lado dos medicamentos. O exercício bem feito, na medida correta, não deve ocasionar dor.

Quem já se exercitava antes de desenvolver a síndrome deve estar ciente de que vai demorar algum tempo até recuperar a capacidade física de outras épocas. Mas se tiver persistência, esse objetivo pode ser alcançado. Mesmo porque essa doença reumática não condena ninguém a ficar deformado numa cadeira de rodas ou imóvel numa cama. Portadores de fibromialgia podem ser malhados, saudáveis e bonitos.

Sempre digo que o importante não é ficar "sarado" logo, mas ficar um dia. Se uma pessoa que não tem fibromialgia leva um ano para atingir essa meta, quem a tem pode levar dois. Não faz mal. O importante é chegar lá.

Que o diga Inês, 55 anos, portadora de fibromialgia e lombalgia. Ela era uma pessoa ultrassedentária. Já havia tentado praticar hidroginástica no passado, mas desistiu porque as dores ficavam piores. Há um ano começou a se tratar com medicamentos e iniciou um programa de condicionamento físico na academia personalizada que mantemos na clínica. Hoje, toma poucos remédios, faz exercícios regularmente e está ótima, de bem com a vida.

Ao contrário do que se imagina, a hidroginástica não é a única opção disponível. Já está mais do que na hora de derrubar esse mito. Primeiro, porque se a pessoa começar fazendo uma aula completa e coletiva, é muito provável que seu quadro piore. Segundo, porque os exercícios na água são excelentes apenas para quem gosta. Nada impede, porém, que um paciente prefira outras atividades.

Costumo levantar as preferências individuais. O paciente gosta de água? Então pode escolher a natação ou mesmo a hidroginástica. Prefere musculação? Dança? Pilates? Seja o que for. Procuro incentivar a atividade preferida mas adaptar a forma de executá-la para trazer o resultado esperado. O mais importante é que a evolução seja lenta e gradual, respeitando os limites do corpo.

E se não gostar de nada? Bem, nesse caso eu explico a importância do exercício físico para a recuperação. Ele é tão necessário para quem tem fibromialgia quanto os remédios. Ciente dos benefícios que a prática pode trazer a sua saúde, a própria pessoa se empenha em achar alguma atividade que combine com o seu perfil.

Outro exemplo de que o exercício bem orientado ajuda a vencer a fibromialgia é o de Nicole, 27 anos. Após realizar uma tarefa extenuante no trabalho, ela sentiu uma dor nos punhos que foi aumentando dia após dia. Tomou anti-inflamatórios, mas não deu resultado. As dores persistiam. Começou a ter fadiga, irritabilidade e enxaqueca.

Fiz o diagnóstico de fibromialgia e prescrevi medicamentos e condicionamento físico. No início, as dores continuaram a perturbá-la, mas ao longo de três meses foram cedendo. Hoje, não apresenta mais queixas. Caminha religiosamente três vezes por semana, faz musculação sob supervisão e está tão disposta que sua receita médica encolheu: já não precisa mais de analgésicos.

O Que Você Tem a Ganhar

Vários estudos demonstraram que programas personalizados de exercícios aeróbicos de intensidade moderada melhoram a condição física e aliviam a dor nos *tender points*. Num trabalho clássico, realizado em 1976, Moldofsky e equipe acompanharam 42 pacientes que ao longo de um mês fizeram treinamento cardiovascular, alongamento e exercícios de flexibilidade, três vezes por semana, durante 20 minutos. Houve uma diminuição da dor na avaliação dos participantes e do pesquisador.

O treinamento colabora para a redução na percepção de dor no sistema nervoso central, muito possivelmente em função do aumento na liberação de opioides. Isso explicaria em parte o alívio da dor nos *tender points*.

Outros benefícios encontrados em estudos posteriores foram:
- quebra no ciclo dor/descondicionamento/dor. Lembre-se que o descondicionamento agrava a dor na fibromialgia e esta limita ainda mais a atividade física;
- melhora na resistência física geral e na capacidade cardiovascular em particular. O coração e o pulmão trabalham de maneira mais eficaz;
- fortalecimento da musculatura. Exercícios físicos intensificam o fluxo de sangue para os músculos, colaboram para a mobilidade de grupos musculares que estão em contração prolongada e ainda favorecem o alongamento dos tendões. Tudo isso beneficia o sistema músculo-esquelético;
- sono de melhor qualidade. A prática regular estimula a produção do hormônio do crescimento, que aumenta o sono profundo – justamente o que falta aos fibromiálgicos. Para isso, devem ser realizados até seis horas antes do horário de deitar;
- ossos mais fortes e resistentes a fraturas;
- melhora da coordenação motora para as atividades diárias;
- auxílio no controle do peso;
- redução da depressão, alívio das instabilidades de humor e melhora da autoestima. A pessoa sente que tem mais energia e disposição.

E, como se não bastasse, a prática regular de exercícios físicos ainda contribui para diminuir o uso de remédios, se for progressiva e com acompanhamento individualizado.

Uma atividade aeróbica executada três vezes por semana, em um nível próximo à frequência cardíaca normal, pode ser o bastante para produzir esse efeito. Mas como esses exercícios estimulam a atividade cardíaca, antes é importante ter certeza de que não há nenhum distúrbio no coração que desaconselhe a prática.

Melhor ainda se o treinamento físico incluir um trabalho específico para fortalecer a musculatura. Durante anos exercícios de força foram considerados dispensáveis para portadores de fibromialgia. Atualmente, alguns pesquisadores os recomendam como o ponto de partida para quebrar o descondicionamento, antes de iniciar outras atividades que aumentem a capacidade aeróbica e a flexibilidade.

O fundamental é que o exercício seja interessante e recompensador ao paciente, de modo que não se limite a um tratamento de curto prazo, mas passe a fazer parte de sua vida.

13

Muito Além da Fisioterapia

> *"Tenho dores no corpo todo há uns sete anos. Fui a médicos, tomei anti-inflamatórios e fiz fisioterapia (ultrassom, forno de Bier, essas coisas). Nada resolveu. Nem sabia que existia reumatologista e que eu deveria procurar essa especialidade para me tratar."*
>
> **Leila, 38 anos**

Sessões e mais sessões de choquinhos ou aplicações de ultrassom, em um tratamento demorado que raramente dá resultado. Se é esta a visão que você tem de fisioterapia, está na hora de rever esse conceito.

Os tradicionais aparelhos usados no combate às dores musculoesqueléticas são apenas coadjuvantes do tratamento. E, por sinal, menos importantes. O que realmente faz a diferença é o trabalho físico bem orientado. Este, sim, diminui a dor, melhora o condicionamento e ainda contribui para levantar a autoestima, muitas vezes perdida em função da doença. Portanto, se for bem planejada e realizada, a fisioterapia funciona!

Mais do que se restringir aos aparelhos, que se destinam apenas à analgesia, em casos selecionados, o fisioterapeuta deve empregar métodos que favoreçam a melhora da postura, alonguem a musculatura, aliviem as tensões, colaborem para o fortalecimento muscular e tragam consciência corporal a fim de que os doentes aprendam movimentos corretos que não aumentem a tensão e, por consequência, a dor.

O treinamento físico inclui alongamentos, exercícios com pesos, musculação e exercícios aeróbicos. Compete ao reumatologista prescrever a atividade e ao fisioterapeuta/educador físico orientar a prática para que traga benefícios e não prejuízos: como fazer as manobras de forma correta, respeitando o seu limite e tendo o cuidado de evitar sobrecarga.

Durante anos acompanhei casos e mais casos de pacientes que se prejudicaram por realizar exercícios mal supervisionados, massificados, com muitas repetições, pesos exagerados. Eles queriam (e mereciam!) ter o corpo "sarado". No entanto, da forma como a atividade física era realizada, trazia perdas em vez de ganhos. Como resolver isso?

Foi quando surgiu a ideia de criar em nossa clínica uma academia de musculação e condicionamento físico voltada para fibromiálgicos e portadores de outras doenças reumáticas, de todas as idades. Ela começou a funcionar em 2001. O programa de treinamento é personalizado, com aulas individuais, acompanhadas por um fisioterapeuta/educador físico experiente e supervisionadas pela equipe médica.

Hoje, a academia faz sucesso entre os pacientes, não só pelo benefício terapêutico — o progresso evidente —, mas também pelo convívio social: eles conhecem uns aos outros, pessoas com problemas semelhantes e percebem que não estão sozinhos, o que os estimula a continuar a sua luta.

Além dos exercícios de musculação e dos alongamentos, o fisioterapeuta pode aplicar técnicas específicas capazes de auxiliar o tratamento da fibromialgia:

- *RPG (Reeducação Postural Global)*: técnica para correção de patologias no sistema musculoesquelético que utiliza exercícios de alongamento e respiração para trabalhar grupos musculares. Foi criada na França, no início dos anos 1960, pelo fisioterapeuta Phillipe Souchard. Traz maior flexibilidade e alivia a contratura muscular, também causa de dor. É claro, desde que o limite do corpo seja respeitado: deve-se chegar até o ponto de resistência e não além;
- *pilates*: método de condicionamento físico e mental que utiliza aparelhos específicos e/ou bolas grandes para aumentar a flexibilidade, tonificar o corpo, definir os músculos e corrigir a postura. Desenvolvido na Alemanha por Joseph H. Pilates nos anos 1920, fortalece a musculatura e, por consequência, alivia as dores. Mas é importante frisar que deve ter caráter personalizado e respeitar os limites individuais. Da forma como geralmente é praticado nas academias, com cinco ou seis pessoas na sala, seguindo todas o mesmo programa, o resultado pode ficar muito aquém do esperado;
- *rolfing (ou integração estrutural)*: técnica de manipulação superficial e profunda criada pela médica americana Ida Rolf para alinhar

o corpo verticalmente, de maneira equilibrada e com menor esforço possível, graças à força da gravidade. Ajuda no alívio da dor e no tratamento da síndrome da dor miofascial, que pode estar associada. O programa prevê de dez a 15 sessões semanais e eventuais reforços posteriores. Promove a melhora da postura e, se for muito bem dosado, tem efeito relaxante.

Modalidades Tradicionais

Choquinhos, calor e hidroterapia também têm seu lugar. Confira as indicações de cada um:

- *TENS*: sigla em inglês para estimulação elétrica nervosa transcutânea, os populares choquinhos. Consiste em enviar impulsos aos nervos para que bloqueiem a informação dolorosa. Alguns pacientes respondem bem. Mas se não houver um treinamento físico em paralelo, o alívio pode ser temporário;
- *calor terapêutico*: seja na forma de bolsas de água quente, forno, ondas curtas ou ultrassom (leva calor para áreas mais profundas) são modalidades de analgesia que podem ser usadas em um ponto doloroso específico. Por exemplo, em caso de contratura do trapézio. Ajudam a reduzir a dor e a melhorar a flexibilidade dos tecidos. Mas o efeito é melhor quando essas técnicas são aplicadas antes ou depois do exercício físico. Ele, sim, combate o descondicionamento e melhora a massa muscular. Não há calor ou choque capaz de estimular o crescimento de músculos;
- *crioterapia*: alguns pacientes com fibromialgia (cerca de 15%, segundo cálculos americanos) preferem o frio ao calor e se beneficiam de bolsas de gelo para reduzir a tensão muscular. Inclusive, há os que relatam sentir menos dores quando usam essas bolsas por dez a 15 minutos antes de iniciarem exercícios mais vigorosos: na canela antes de correr ou nos ombros antes de disputar uma partida de tênis;
- *banhos de contraste*: calor e frio alternados, podem ser úteis em alguns casos;
- *hidroterapia*: movimentos de alongamento realizados numa piscina aquecida estimulam o relaxamento muscular, sobretudo nas fases críticas da dor. O fisioterapeuta também pode ensinar o paciente a

se exercitar na piscina, com água no nível das mamas, inicialmente sem peso, para vencer a resistência inicial. Convém reforçar: as aulas devem ser individuais, de caráter lento e progressivo, e respeitar os limites do paciente;
- *massagem*: ajuda se for feita com critério. Manobras agressivas, vigorosas ou que empreguem muita força podem induzir mais dor, por isso não são recomendadas para todos os pacientes. Marcela, de 39 anos, resolveu fazer uma sessão de *shiatsu* e voltou pior. A forte estimulação empregada pelo seu massoterapeuta teve o efeito de uma amplificação dolorosa. Seja qual for o tipo de massagem que o paciente preferir, vale a regra: o início deve ser leve e suave. Só assim ela contribui para o relaxamento dos músculos profundos, diminui o estresse, ativa a circulação e acalma a dor.

Embora não haja estudos clínicos sobre os benefícios da massagem, nem tampouco da quiropraxia, no tratamento da fibromialgia, os cientistas Berman e Swyers mostraram que os pacientes podem encontrar satisfação com uma massagem suave. O fundamental é escolher um massoterapeuta que conheça bem a síndrome e esteja acostumado a trabalhar com os portadores.

Vale a pena acrescentar que práticas milenares como yoga e tai chi chuan também podem ser úteis. Embora não haja estudos controlados com portadores de fibromialgia, ambas são bem-vindas porque propõem movimentos suaves, enfatizam a consciência corporal e conduzem ao relaxamento. A meditação também pode ter esse efeito sobre o corpo e a mente.

Mas é importante salientar que todos esses métodos são coadjuvantes. Não adianta fazer 40 sessões de ultrassom, choquinhos e nada mais. Nenhum deles substitui os remédios e os exercícios. Logo, se o paciente dispuser de recursos limitados, o mais importante é investir nessa dupla: medicamentos e exercícios físicos bem orientados.

Além disso, para que as modalidades terapêuticas da fisioterapia dêem resultado, é fundamental um diagnóstico correto. Só então o profissional poderá traçar uma abordagem eficaz para o quadro. Antes, esqueça!

O exemplo de Karina, 22 anos, ilustra bem como o diagnóstico inadequado compromete o atendimento fisioterápico e o alívio da queixa. Um ano antes de me procurar, ela foi mergulhar no litoral norte de São

Paulo. Ao pular do barco, caiu de mal jeito e embicou a cabeça de modo a provocar um chicote cervical. Na hora começou a sentir dores fortes no pescoço. Foi atendida num pronto-socorro, onde recebeu uma injeção que trouxe uma melhora temporária.

Com o tempo, porém, as dores voltaram a atormentar e não cediam aos anti-inflamatórios. Procurou um ortopedista que indicou RPG. Karina fez 30 sessões, sem melhora. A essa altura já doíam os ombros, a coluna lombar, as pernas. No entanto, o que mais a incomodava era o cansaço incapacitante. O pai achava que era preguiça. Dizia que a filha estava fazendo corpo mole. A mãe estranhava que a adolescente não queria mais sair de casa. Karina havia perdido o interesse por suas atividades.

O diagnóstico foi fibromialgia e depressão. Prescrevi medicamentos e recomendei que iniciasse um programa de pilates, de caráter lento e progressivo, duas vezes por semana. Hoje, Karina está bem melhor das dores, já voltou a participar dos campeonatos de tênis de mesa, que havia abandonado em função da fadiga e do desânimo, recuperou sua autoestima e de "brinde" ainda perdeu os dez quilos que tanto a incomodavam.

88 EVELIN GOLDENBERG

14

Acupuntura e Outros Métodos Complementares

"Tenho dores no corpo todo, sobretudo no pescoço. Já tomei um monte de remédios, fiz fisioterapia, RPG, acupuntura, massagem, reiki. Usei cartilagem de tubarão, pomada de cavalo, florais, pirâmide. Fui até em uma benzedeira. Mas o meu pescoço não dava trégua."

Eunice, 60 anos

Quem sofre de dores intensas e peregrina por consultórios sem encontrar uma solução para o seu problema frequentemente cede à tentação de experimentar métodos não convencionais. Nos Estados Unidos, uma em cada três pessoas consulta um médico complementar.

No Brasil, geralmente se recorre a essa via por conta própria, atendendo à sugestão de parentes, vizinhos, conhecidos ou ao apelo de anúncios da TV ou da *Internet*, na ilusão de que "produtos naturais são sempre mais saudáveis", "se não fizerem bem, mal não vão fazer". E, deste modo, acaba se expondo a gastos e riscos desnecessários.

Em junho de 2004, a Organização Mundial da Saúde lançou um guia para alertar o consumidor sobre o uso inadequado de remédios e terapias alternativas. Embora reconheça o valor de terapêuticas milenares como a Medicina Chinesa e a Fitoterapia, a OMS lembrou que muitos tratamentos podem ter efeitos colaterais e contraindicações, daí a importância do acompanhamento médico.

Em um relatório anterior, a OMS havia admitido a falta de pesquisas nessa área e incentivado a busca de metodologia adequada para suprir essa carência e atestar a segurança e a eficácia desses métodos, a fim de deixar mais confiantes o médico para prescrevê-los e o paciente para aderir ao tratamento.

A escassez de estudos é um dos principais entraves à utilização de técnicas não convencionais no campo da reumatologia. Além de serem poucos os trabalhos controlados, as amostras em geral são pequenas, o que requer comprovação posterior.

A exceção é a acupuntura. Já existem evidências de que esse método, praticado na China há quase 5.000 anos, é eficaz no tratamento coadjuvante de diversas síndromes dolorosas, entre elas a fibromialgia, pelo seu efeito na modulação da dor: aumenta os níveis de serotonina. Mas gostaria de salientar o termo coadjuvante. O tratamento da fibromialgia requer um pacote de medidas, do qual a acupuntura pode fazer parte.

Benefícios das Agulhas

As áreas de pele correspondentes aos pontos da acupuntura apresentam uma maior concentração de terminações de fibras nervosas livres. A inserção de agulhas nesses pontos promove a condução de estímulos nervosos intensos e vigorosos e, em resposta, o cérebro estimula o sistema supressor de dor, liberando endorfinas naturais. O resultado é a analgesia, o alívio da dor.

Vários trabalhos foram realizados no sentido de avaliar a eficácia da acupuntura contra a dor crônica e a fibromialgia, entretanto, esses estudos em geral são de metodologia pouco precisa e de curto prazo. Um dos primeiros data de 1992. Deluze e equipe acompanharam 70 portadores de fibromialgia que fizeram eletroacupuntura, isto é, tiveram estimulação elétrica nos pontos da acupuntura ou em pontos falsos. Houve uma melhora estatisticamente significativa no grupo tratado em comparação ao grupo placebo[1].

Em 1998, o Instituto Nacional de Saúde dos Estados Unidos realizou um encontro de consenso que apontou situações em que a acupuntura poderia ser utilizada como tratamento principal ou coadjuvante. São elas: cefaleia, tensão pré-menstrual, asma, epicondilite (inflamação dos ossinhos do cotovelo), fibromialgia, dor lombar baixa, síndrome da dor miofascial e síndrome do túnel do carpo.

---

[1] No caso da acupuntura, o grupo placebo é aquele em que as agulhas ou os estímulos elétricos são aplicados em pontos falsos. Trata-se, portanto, de uma "pseudo-acupuntura", empregada apenas nas pesquisas, para efeito de comparação.

Dois anos depois, Berman *et al.* revisaram estudos em que a fibromialgia foi tratada por acupuntura. Encontraram sete trabalhos. O único que apresentava uma metodologia rigorosa verificou que ela é mais efetiva do que o placebo para alívio da dor e registrou uma melhora da avaliação global pelo paciente. Ainda em 1998, Sprott *et al.* constataram que as agulhas provocam mudanças na concentração das substâncias que modulam a dor.

Em 2001, em função dos poucos trabalhos na literatura e em busca de novos caminhos terapêuticos, escolhi a acupuntura no tratamento coadjuvante da fibromialgia como tema de minha tese de doutorado apresentada à Universidade Federal de São Paulo. A pesquisa envolveu 60 pacientes que preenchiam os critérios de classificação de fibromialgia do Colégio Americano de Reumatologia. Todos pertenciam ao sexo feminino, tinham mais de 18 anos e não tomavam medicação analgésica ou antidepressiva há pelo menos 30 dias.

Os pacientes foram randomizados (divididos aleatoriamente) em três grupos:

1. acupuntura, amitriptilina e caminhadas;
2. placebo-acupuntura, amitriptilina e caminhadas;
3. amitriptilina e caminhadas.

A amitriptilina, antidepressivo tricíclico, é um dos remédios usados para tratar a fibromialgia. Os participantes tomavam uma dose única, ao deitar, e foram orientados a praticar caminhadas diárias. Os pertencentes aos grupos 1 e 2 também se submeteram a sessões semanais de acupuntura ou placebo-acupuntura ao longo de quatro meses. Os pontos de acupuntura localizavam-se no corpo e eram escolhidos conforme a queixa principal. Nos do primeiro grupo, foram usados pontos verdadeiros. Nos do segundo, o mesmo número de agulhas foi inserido fora dos locais adequados.

Uma vez por mês, durante quatro meses, os participantes do estudo foram avaliados por um examinador que não sabia a qual grupo terapêutico pertencia cada um. Para isso, utilizava uma escala de dor (EVA), um questionário de qualidade de vida (SF-36), que avalia aspectos físicos e mentais, e um inventário para avaliação de depressão e seus graus (Beck).

O trabalho concluiu que a acupuntura é um método terapêutico coadjuvante eficaz na redução da dor e melhora da depressão em pacientes portadores de fibromialgia, quando comparada ao placebo-acupuntura e à terapia farmacológica exclusiva. A eletroacupuntura, técnica que aplica corrente elétrica nas agulhas inseridas, potencializa o efeito analgésico deste método milenar.

Opções Controversas

Algumas plantas medicinais parecem promissoras: a casca de salgueiro demonstrou um leve efeito analgésico em portadores de osteoartrite, em alguns estudos com poucos casos; o hipérico (Saint John's Wort) parece eficaz em depressões leves a moderadas e o ginkgo biloba talvez combata déficits da memória e outras funções cognitivas. Mas ainda não foram feitos trabalhos para acompanhar o uso desses fitoterápicos por fibromiálgicos. Já o gengibre e a unha-do-diabo revelaram-se equivalentes ao placebo no tratamento de algumas doenças reumáticas.

Suplementos como magnésio, ácido málico e creatina podem aumentar a quantidade de energia nos músculos e promover a liberação de serotonina. Porém, seu emprego na fibromialgia ainda não foi investigado. Suspeita-se que a Coenzima Q 10, extremamente popular no Japão, melhore a fadiga e os distúrbios cognitivos. Só que ainda não existem pesquisas controladas em fibromialgia para confirmar essas suposições.

Alho, cromo, estrato de fígado e cogumelo ou mesmo a famosa vitamina C são popularmente utilizados contra a síndrome, mas não se sabe se de fato podem trazer benefícios. No comércio também é possível encontrar aminoácidos, cuja eficácia em fibromialgia ainda é desconhecida. Farmácias e lojas de suplementos para atletas comercializam, por exemplo, o 5-hidroxitriptofano, precursor do o L-triptofano, que pode, inclusive, ter efeitos colaterais perigosos.

Outras substâncias, como o sulfato de glicosamina e o sulfato de condroitina, que ajudam nas doenças reumáticas degenerativas da cartilagem (osteoartrose), não têm relevância na fibromialgia. Por outro lado, os cientistas registraram uma boa resposta à melatonina num pequeno grupo de pacientes com fibromialgia. A dor nos *tender points* diminuiu e o sono melhorou. Mas como não havia grupo controle para comparação, os investigadores não souberam dizer se foi por ação da substância ou do efeito placebo. Outros estudos controlados devem ser feitos para confirmar o suposto benefício.

Melhoras por efeito placebo ocorrem em 30% dos casos: a fé em determinado tratamento pode ser suficiente para estimular a liberação de serotonina, ainda que se utilize um medicamento inerte. Contudo, esse efeito é frustrante: tende a durar, no máximo, três meses. Depois, é de se esperar que os sintomas voltem a incomodar. Por isso, na minha tese programei quatro meses de acompanhamento: para afastar a possibilidade de resultados por efeito placebo.

Assim, temporariamente, qualquer método, inclusive os mais duvidosos, pode trazer um resultado positivo. Dois a três meses é tempo suficiente para que se faça a propaganda boca-a-boca dos "fantásticos" efeitos atribuídos a uma pomada, um chá, uma garrafada ou seja lá o que for.

Um estudo testou o uso de campos magnéticos como terapia complementar no tratamento da fibromialgia. Foram avaliados 119 pacientes que preencheram os critérios para a doença. Os submetidos aos campos magnéticos tiveram uma melhora equivalente à dos tratados com placebo. Portanto, esse tratamento não tem base científica.

Outro grupo avaliou pacientes com fibromialgia que passaram por cura espiritual. Não foram encontradas diferenças entre eles e o grupo controle. Também falta comprovação de que florais, pirâmides, cromoterapia e aromaterapia funcionem nestes casos. O mesmo pode-se dizer da homeopatia. Embora o sistema terapêutico fundado em 1796 pelo médico alemão Samuel Hahnemann seja reconhecido como especialidade médica no Brasil desde 1980, não há trabalhos científicos atestando sua eficácia no tratamento da fibromialgia.

Um dos poucos estudos disponíveis comparou um gel de homeopatia a um gel de piroxican no controle da osteoartrose do joelho. Os resultados quanto à dor foram semelhantes nos dois grupos, mas não houve um grupo placebo para comparação.

Atualmente, a Medicina baseia-se em evidências: estudos científicos bem projetados, com amostras relevantes e metodologia rigorosa. Isso traz ao paciente a segurança de que o método foi experimentado e apresentou resultados favoráveis em uma porcentagem significativa de casos. Sem essas evidências, corre-se o risco de desperdiçar tempo e dinheiro com técnicas que não resolvem o problema, atrasam o diagnóstico, adiam a recuperação da qualidade de vida e ainda podem trazer complicações.

Bibliografia

1. Sprott H, Franke S, Kluge H, Hein J. Pain treatment of fibromyalgia by acupuncture. Rheumatol. Int., 18:35-36, 1998.

2. Berman BM, Ezzo J, Hadhazy V, Swyer SJP. Is acupuncture effective in the treatment of fibromyalgia? J. Fam. Pract., 48:213-18, 1999.

15

O Valor da Psicoterapia

> "Somos bombardeados com obrigações.
> No final, a gente se desgasta e nem sabe o porquê.
> Aprendi a estabelecer prioridades
> e a cuidar melhor de mim."
>
> **Catarina, 59 anos**

Mesmo que a fibromialgia seja uma doença real e o paciente não exagere propositadamente os sintomas, o tratamento psicológico pode ser útil. É que ao provocar dor, cansaço e noites em claro, a síndrome rouba energia e prejudica as tarefas domésticas, o trabalho, a relação conjugal, a vida familiar, as atividades sociais.

Estudos quantificaram o impacto dela no ajustamento social: 30% dos pacientes mudam de trabalho e 17% param de trabalhar. Às vezes não é fácil conviver com a fibromialgia (nem com o fibromiálgico, diria, talvez, um parente do portador!). Alguns sintomas são muito estressantes e incapacitantes. Em alguns casos, a psicoterapia pode ajudar o doente a recompor a sua vida e se adaptar melhor às atividades e dificuldades diárias, atuando como um importante coadjuvante no tratamento.

Fora isso, durante a consulta médica, se o reumatologista perceber que fatores emocionais contribuíram para desencadear a síndrome e continuam a manter e agravar o quadro, pode encaminhar o paciente a um psicólogo ou psiquiatra para trabalhar essas questões em paralelo ao uso de remédios e à prática de atividade física.

Vale a pena salientar que às vezes o próprio reumatologista acaba fazendo o papel de "psicólogo". Ouve seu paciente falar de seus problemas com o namorado, o cônjuge, os filhos, o trabalho... E nas consultas subsequentes, fica a par das soluções e encaminhamentos que deram para os assuntos abordados nas longas conversas com o médico.

Foi o caso de Mariana, 46 anos, namorada de um homem de 66 anos, que vivia arrumando desculpas para não assumir a relação. Ela estava cansada de sentir-se uma "estepe", uma mulher objeto. Eu sempre questionava se precisava insistir nesse relacionamento, embora deixasse claro que a decisão seria dela. Após algumas consultas, Mariana resolveu dar uma guinada na sua vida. Mudou de casa, trocou o corte dos cabelos, arranjou um namorado novo e hoje está superfeliz. Mariana recuperou sua autoestima.

Outros pacientes também voltam para contar sua vida. Falam sobre filhos, maridos, empregos, sogras... Algumas histórias são marcantes, como a de Cristina, 43 anos, e de sua filha Samanta, 15 anos. Há quatro anos, Cristina separou-se do pai e foi viver um romance, mas optou por não levar a filha junto. Deixou a adolescente aos cuidados do ex-marido.

No entanto, o sentimento de culpa e o estresse emocional de estar longe de sua filha a fizeram desenvolver fibromialgia e depressão. Iniciou o tratamento com remédios e condicionamento físico. Ainda assim, mantinha recidivas do quadro doloroso porque a situação mãe/filha estava muito mal resolvida. Indiquei a terapia cognitivo-comportamental e desde então ela vem apresentando melhora progressiva.

Há um mês, para minha surpresa, ela trouxe a filha ao consultório. Desde que a mãe foi embora, Samanta passou a ter dores no pescoço, nos ombros e nas pernas, além de uma fadiga incapacitante. A princípio, a mãe não valorizou estas queixas: achava que a filha a estava imitando para chamar sua atenção. Diante da piora do quadro, Cristina desconfiou de que Samanta também pudesse ter fibromialgia e buscou o meu auxílio. Confirmado o diagnóstico, prescrevi remédios, exercícios e acompanhamento psicológico para a garota. Hoje, mãe e filha são minhas pacientes. Fazem tratamento médico e psicoterapia de apoio.

O tratamento psicoterápico — em especial as técnicas de terapia cognitivo-comportamental — estimula o doente a localizar as fontes de estresse emocional, um notório desencadeante de dor, e a mobilizar recursos para administrá-las de um jeito mais eficiente. Além disso, pode ensinar formas de autocontrole às pessoas mal adaptadas à tensão de cada dia e que manifestam distúrbios decorrentes dessa inadequação, como muitas vezes ocorre na fibromialgia.

O mais interessante é que os pacientes nem sempre percebem que sua dor pode se originar dessa incapacidade de lidar com o estresse de cada dia. Porém, nas sessões de terapia cognitivo-comportamental, eles devem aprender a dançar conforme a música. Deste modo, o suporte psicológico colabora para a redução dos sintomas.

Em alguns casos, inclusive, a mudança na maneira de encarar os problemas é essencial à recuperação. O exemplo de Eunice, 60 anos, ilustra bem essa situação. Tudo começou com uma dor no pescoço que não cedia com nenhum tratamento. Depois veio o cansaço, a irritabilidade... Diagnostiquei fibromialgia e depressão e prescrevi medicamentos e exercícios físicos. Fora isso, ela ainda fazia *rolfing* e acupuntura na clínica.

Eunice respondeu bem. No entanto, acontecia algo curioso: toda segunda-feira passava muito mal. Ao longo da semana os sintomas diminuíam para piorarem novamente na segunda-feira seguinte. Aquele ciclo chamou a minha atenção. Conclui que algo errado devia acontecer nos fins de semana.

De fato, todo domingo um dos filhos dela, recém-separado, levava os netos para visitar a vovó. Só que a ex-nora havia colocado as crianças contra a família do pai. Resultado: todo domingo a neta vomitava em cima da cama de Eunice. Aquilo a desagradava muito, mas ela não sabia como agir. Afinal, queria amparar o filho, que estava enfrentando um momento difícil.

Sugeri que fizesse uma terapia cognitivo-comportamental para descobrir uma forma de administrar aquela situação. A priori, Eunice não concordou. Disse que já havia feito muita terapia. "O psiquiatra era freudiano e ficava filosofando muito. Demorava para chegar no ponto. Não funcionou e acabei desistindo."

Expliquei que essa nova abordagem psicoterapêutica focaria diretamente seu problema e discutiria mudanças no comportamento para evitar a dor. Após seis meses, quando apresentava algumas melhoras, Eunice resolveu acatar a sugestão da psicoterapia.

Hoje, ela está muito melhor do que antes. Voltou a se dedicar as suas atividades, a passear no *shopping* e até arrumou um namorado. As dores cederam, inclusive as de segunda-feira. Encontrou um jeito inteligente de driblar o mal estar de sua neta: todo domingo leva o filho e as crianças para um restaurante. "Lá, ela não pode vomitar", contou-me com ar triunfante. "Todo mundo acha que eu estou louca. Mas eu nunca estive tão bem em toda a minha vida. Antes, diziam que eu era louca porque tinha uma dor que vinha do nada. Agora, dizem que sou louca porque sei me defender. Aprendi a dizer não."

Aliado Importante

A terapia cognitivo-comportamental (TCC) é uma abordagem mais rápida e pragmática, focada nos resultados. Surgiu no início dos anos 1960, por iniciativa do psiquiatra americano Aaron Beck, que estava insatisfeito com as respostas lentas obtidas pela psicanálise em pacientes deprimidos. Daí ele criou um tratamento psicoterápico capaz de mudar o comportamento das pessoas em apenas oito a 20 sessões.

O ponto de partida é o diálogo interno que os seres humanos travam consigo. Beck provou que ao mudar esse diálogo é possível modificar comportamentos. Portanto, um dos alvos do trabalho é justamente alterar o padrão de pensamentos negativos, como aqueles que foram relacionados no fim do Capítulo 5: "Sou inútil"; "Não posso fazer mais nada"; "Ninguém cuida de mim"; "Devo ter feito algo para merecer isso."

Os reumatologistas, fisioterapeutas e educadores físicos, às vezes até sem saber, utilizam técnicas cognitivo-comportamentais simples quando encorajam o paciente a ver o quadro por um ângulo novo, mais positivo. Se ele faz um comentário negativo clássico, por exemplo, "minha dor não vai melhorar nunca", o profissional rebate, não de forma genérica, mas focando circunstâncias específicas que conduzem a uma mudança de pensamento: "Você se lembra de alguma coisa que já fez a dor melhorar?" Às vezes chego a utilizar exemplos da minha vida e de outras pessoas para estimular o paciente a ir à luta e mudar seus hábitos.

Recentemente atendi uma paciente que após ficar um ano e meio livre de dores teve uma recaída da fibromialgia provocada pelo frio. Manuela chegou revoltada e chateada por causa das dores. Eu lhe disse: "Querida, você foi e é um sucesso terapêutico. Já esqueceu que passou um ano e meio sem dor ou qualquer outro sintoma e que a fibromialgia pode piorar com o frio? Vou lhe receitar outro remédio e você me liga daqui a uma semana só para me contar que está melhor." Manuela saiu do consultório com outra perspectiva. Seu humor mudou completamente. Na semana seguinte, ela me telefonou para contar que estava bem melhor e de passagem se desculpou pelo seu mau humor no dia da consulta.

Além de ensinar a pessoa a reconhecer os padrões de pensamentos negativos e a reestruturá-los, o psicoterapeuta pode orientar técnicas de relaxamento e domínio do estresse passíveis de serem praticadas várias vezes ao dia e treinar habilidades comportamentais, como, por exemplo, ensinar a estabelecer metas, organizar melhor seu tempo, priorizar os momentos de lazer.

Estudos comprovaram que o apoio psicológico contribui para a recuperação dos portadores de fibromialgia. As técnicas cognitivo-comportamentais, em especial, melhoram o sono, reduzem a ansiedade, a fadiga e a dor, diminuem o risco de incapacitação crônica e perda de emprego.

Duas pesquisas de longa duração apontaram resultados positivos da TCC sobretudo no manejo da dor: o grupo tratado teve uma resposta muito melhor do que o grupo controle e os pacientes mantiveram seus ganhos após seis meses e 30 meses a contar do término da psicoterapia.

Esses estudos confirmaram o que já se supunha: ao modificarem seus pensamentos e a forma de lidar com os problemas, os fibromiálgicos descobrem meios de controlar seus sintomas. E adotam um comportamento mais assertivo frente a sua doença. Como resumiu Catarina, de 59 anos, numa das reuniões do Grupo de Apoio aos pacientes da minha clínica: "Eu não posso mudar o mundo, mas posso mudar o meu enfoque." Catarina aprendeu a dançar conforme a música, uma lição que merece ser seguida. Que tal, leitor, praticar um pouquinho e ser feliz...?

Tabela 15.1
Conheça Melhor a TCC

Principais Objetivos

1. Ajudar os pacientes a entenderem os efeitos que seus pensamentos, crenças, expectativas e comportamentos têm sobre a fibromialgia

2. Enfatizar o papel principal que podem desempenhar no controle dos seus sintomas

3. Eninar técnicas cognitivas e comportamentais específicas que os ajudem a mudar suas reações, relaxar e lidar melhor com o seu quadro

Estratégias Úteis

1. Estabelecer metas realistas adequadas e encorajar a execução delas

2. Prescrever e estimular a reintrodução gradual de atividades abandonadas em função da síndrome: exercícios, viagens, passeios, eventos sociais, atividades profissionais

3. Desencorajar as tentativas familiares de reforçar o comportamento a ser mudado

4. Desenvolver estratégias para enfrentar a doença

5. Aumentar o sentimento de controle

6. Manter um registro da medicação, intensidade da dor, atividade física, tolerância às atividades e outros detalhes que ajudem a entender melhor a doença e a administrar esses fatores de modo a sentir menos sintomas

7. Reduzir a medicação excessiva

16

O Que Você Pode Fazer para se Ajudar

"Você tem que mudar em vez de ficar esperando o mundo mudar."
Fátima, 45 anos

Os diversos recursos que a Medicina oferece para ajudar a vencer a fibromialgia, você já conhece. Agora é hora de saber qual é a sua parte nesta história. A minha é esclarecer sobre a doença e os tratamentos que podem trazer de volta o bem-estar. A do paciente é tomar os remédios conforme a orientação, fazer os exercícios recomendados e, sobretudo, realizar modificações no seu estilo de vida de modo a evitar o estresse físico e emocional.

Afinal, de nada adiantam medicamentos fantásticos se o doente não aderir ao tratamento e continuar dedicando 18 horas do seu dia ao trabalho, incapaz de reservar um tempo para caminhar, fazer musculação, pilates ou o exercício que preferir. Ou, ainda, alimentar a expectativa de que os remédios isoladamente resolvam tudo, inclusive as dores agravadas por problemas familiares ou a dificuldade de organizar a sua rotina.

Uma paciente que trato há um ano e meio, Cristina, de 24 anos, fez um comentário interessante: "A pessoa nunca pode desistir. Sempre deve procurar algo melhor. Fazer a sua parte e contar com auxílio médico adequado." Ela me procurou queixando-se de dor e fadiga que a atormentavam há 11 anos. Disse que eu fui a sexta médica consultada por ela. Diagnostiquei fibromialgia e prescrevi medicamentos e condicionamento físico. No início, Cristina referia sentir um certo cansaço após os exercícios, que foi desaparecendo progressivamente. Hoje, ela faz condicionamento físico três vezes por semana e se encontra sem sintomas: as dores e a fadiga cederam. Com remédios e orientações adequados, mais uma boa dose de determinação, ela superou seu problema.

É preciso mudar. Se continuar na posição passiva da vítima impotente perante um mal desconhecido e implacável, a tendência é a dor progredir. Incomoda uma semana, um mês, um ano... até chegar um dia em que você é a dor.

Agora que conhece melhor o inimigo, você pode adotar uma postura mais assertiva e lutar para impedir que ele domine a sua vida ou a de quem você ama. Esse capítulo reúne dicas de cuidados e outras medidas que doentes e familiares podem adotar em paralelo ao tratamento para administrar melhor os sintomas e preservar a qualidade de vida.

Soluções aparentemente simples podem trazer grandes resultados e acelerar a recuperação. Como bem afirmou o reumatologista americano James McGuire, "os portadores de fibromialgia não são incapacitados; mas capacitados de um modo diferente".

Lista Negra

Diversos fatores contribuem para agravar as crises de fibromialgia, ao interferir no mecanismo de modulação da dor. É importante conhecê-los para afastá-los, sempre que possível:

- sono de má qualidade: pode desencadear e intensificar a crise;
- falta de condicionamento físico: o músculo enfraquecido fica mais sujeito a traumas que levam a contraturas e estas, por sua vez, aumentam as dores;
- excesso de exigência física para o atual nível de condicionamento: partidas de futebol e vôlei de fim de semana podem causar dores e lesões em pessoas sedentárias. Nos portadores de fibromialgia, então, o prejuízo é maior. As dores tendem a crescer;
- lesões esportivas ou ocupacionais, que já aborrecem as pessoas saudáveis, nos fibromiálgicos perturbam muito mais;
- movimentos repetitivos, longas caminhadas ou ficar muito tempo numa mesma posição, sentada ou em pé. Se o paciente insistir, depois sobrevém a dor;
- posturas inadequadas de trabalho;

- tempo: o frio, a neve e a umidade costumam ser piores para os portadores da síndrome;
- barulho: em geral, os pacientes apresentam uma sensibilidade aumentada a esses e outros estímulos;
- estresse persistente: pode desencadear e intensificar a crise.

Aposte Nisso

A seguir, algumas ideias, dicas e sugestões que podem ajudar a conviver melhor com a fibromialgia.

Higiene do Sono

Vários estudos comprovaram que a mudança de hábitos resulta num descanso melhor. Experimente:

- manter horários fixos para dormir. Levante e vá para a cama sempre no mesmo horário, inclusive nos fins de semana, para acertar seu relógio biológico;
- criar um ritual de sono. Antes de deitar faça uma pausa para se desligar das atividades diárias. Exemplo: tomar um banho morno, ouvir uma música suave, praticar meditação, fazer algumas respirações bem calmas e profundas, beber uma xícara de leite quente;
- evitar tomar café depois de anoitecer. A bebida tem efeito estimulante. Já o álcool, embora tenha fama de relaxante, proporciona um sono fragmentado;
- fazer exercícios relaxantes. Os de maior intensidade, que deixam o corpo vigilante, devem ser praticados durante o dia, longe da hora de dormir;
- conferir se o travesseiro e o colchão são adequados. O colchão deve acomodar bem o seu peso e deixar a coluna alongada. O travesseiro deve permitir que o pescoço e a cabeça fiquem no alinhamento da coluna;
- procurar dormir de lado, por ser a posição mais confortável. E, se quiser, use almofadas para apoiar melhor os joelhos e aliviar a pressão na coluna lombar.

Energia pela Manhã

Pular da cama assim que toca o despertador é uma péssima ideia. Dê um tempo para seu organismo acordar.
- Respire profundamente e dê uma boa espreguiçada para alongar bem seus músculos.
- Ao levantar da cama, vire de lado, apóie os braços, ponha os pés no chão, sente no colchão e só depois levante. Deste modo, você não sobrecarrega a coluna.
- Tome um banho morno e estique bem sua coluna, seus braços e pernas debaixo do chuveiro.
- Experimente usar um sabonete com aroma estimulante: limão, cânfora, bergamota, tangerina, chá verde.
- Vista as meias, as calças e os sapatos, de preferência, sentada na cama, para evitar sobrecargas à coluna.
- Tome um belo café da manhã. O jejum pode causar ou aumentar o cansaço. Portanto, nada de pular essa ou as demais refeições.

Trabalho e Outras Atividades

Segundo dados americanos, cerca de 90% dos pacientes com fibromialgia são capazes de trabalhar. Apenas uma minoria é impossibilitada por dores ou outros sintomas graves. As estratégias abaixo ajudam a respeitar o ritmo do seu corpo e evitar esforço desnecessário:
- observe como é o seu rendimento e marque o principal compromisso para a hora do dia em que tiver mais pique;
- organize as tarefas de modo a prever períodos de descanso e o intervalo para o almoço;
- foque sua energia no que realmente for importante e procure não se estressar com situações que escapam ao seu controle;
- mantenha a postura correta e não fique muito tempo em pé, sentado ou em qualquer outra posição;
- para evitar as dores e o cansaço, intercale as atividades. Por exemplo, ao limpar a casa, em vez de passar uma pilha de roupa de uma vez, passe uma camisa, dobre as meias, depois beba um pouco de água, passe uma calça, dê uma varrida na cozinha, depois passe outra camisa e assim por diante. Faça um pouco por vez;

- verifique se suas instalações de trabalho são adequadas. Sua cadeira é confortável? Seus pés ficam bem apoiados no chão? Sua bancada foi projetada com apoios a fim de evitar traumas e dores associadas a esforços repetitivos? A iluminação é suficiente?
- pausas de 15 a 20 minutos após duas horas de atividades ajudam a driblar a fadiga. Então, aproveite para esticar os músculos e respirar profundamente. Fora isso, deite ou relaxe sempre que sentir necessidade e não se culpe por isso. O descanso, mesmo que se resuma a breves minutos, permite que você recarregue a bateria.

Atitudes Que Fazem Diferença

- Viver um dia de cada vez, sem permitir que dores do passado ou o medo do futuro prejudiquem sua recuperação. Dê tempo ao tempo. Não espere que tudo se resolva de uma hora para outra.
- Simplificar a rotina. Elimine tarefas que desperdicem tempo. Delegue as que possam ser realizadas por outras pessoas.
- Aprender técnicas de relaxamento. Respirar profundamente, movimentando o abdome, acalma as emoções e ajuda a vencer a ansiedade. A meditação é outra forma de aquietar a mente e relaxar o corpo.
- Cuidar bem de si. Fique alguns minutos relaxando na banheira; massageie seu corpo com um óleo perfumado durante o banho, faça um escalda-pés. Enfim, invista em algo que lhe traga a sensação de bem-estar.
- Compartilhar com amigos, parentes e pessoas que lhe querem bem suas dificuldades e avanços na recuperação.
- Ter uma vida sexual normal. Além de ser uma excelente fonte de prazer, o sexo relaxa o corpo e melhora a autoestima.
- Cultivar a paz interior, seja por meio de orações, rituais religiosos, música ou contato com a natureza. Estudos com pacientes internados apontaram a oração como a segunda melhor forma de controlar a dor, atrás apenas dos analgésicos. Há também indícios de que a espiritualidade reduz a frequência cardíaca, a tensão muscular e o estresse.

- Ser positivo. Procure ver o lado bom das coisas. Não se fixe no que for negativo.
- Pensar que praticamente tudo na vida tem uma solução. Inclusive, ela pode estar na sua frente, embora você não a enxergue.
- Enfatizar o que você tem de bom, suas grandezas interiores. *Nunca* use a dor para chamar a atenção, sob o risco de ser considerado o "chato".
- Olhar o que a vida lhe oferece de bom. Aproveite as pequenas e grandes coisas positivas que acontecem na sua vida. E seja feliz!

Situações Especiais

Viagens

Ficar muito tempo sentado num carro, ônibus ou avião pode ser um martírio para portadores de fibromialgia. Faça paradas periódicas para se alongar e caminhar. Ou levante e vá até o banheiro. Leve um travesseiro cervical para apoiar melhor o pescoço se precisar dormir na viagem. Evite excursões com programação muito apertada ou que exija longas caminhadas. E planeje um tempo para descansar a cada dia.

Infecções

Algumas gripes e resfriados podem agravar os sintomas da fibromialgia e os portadores da síndrome às vezes demoram mais tempo para se recuperar. Procure repousar mais, beba muito líquido. E se surgir qualquer dúvida, avise o seu médico.

Gravidez

De modo geral, a fibromialgia não piora nessa etapa, talvez pela alegria e a expectativa da chegada do bebê. Exceto pelas dores nas costas que podem incomodar no último trimestre e no pós-parto. Se necessário, o médico substitui os medicamentos de uso comum pelos permitidos para gestantes e recomenda acupuntura e exercícios específicos.

Não custa repetir: *Seja feliz!*

17

O Dia Seguinte

"Tem épocas que estou bem, não sinto nada. Em outras, algum estresse físico ou emocional me tira do equilíbrio e a crise ataca. Preciso ficar vigilante porque a tendência está lá."

Carla, 42 anos

Por quanto tempo terei que tomar remédios? Eu vou me curar? Se eu fosse preparar um *ranking* das perguntas que os pacientes fazem no consultório, provavelmente estas ficariam nos primeiros lugares. Antes de respondê-las, vou ampliar este questionamento, abordando o que o doente deve esperar do tratamento, em linguagem médica, o prognóstico da fibromialgia.

Trabalhos científicos que acompanharam portadores da síndrome por mais de dez anos concluíram que 20% deles são curados: as queixas desaparecem completamente. Os 80% restantes, se forem tratados adequadamente, experimentam um alívio dos sintomas e uma melhora significativa da qualidade de vida. Portanto, os principais objetivos do tratamento são alcançados.

Ao contrário do quadro sombrio que costuma ser pintado, a maioria dos pacientes que recebe um tratamento apropriado, recupera-se bem. Mas, lembre-se: para isso, a pessoa tem que querer e poder se tratar. Cientistas entrevistaram um grupo de portadores 14 anos depois do diagnóstico: 2/3 dos que se trataram sentiam-se melhor do que na época da descoberta da doença e 70% afirmaram que os sintomas interferiam pouco nas suas atividades diárias.

Quanto antes a doença for diagnosticada e tratada, maiores as chances de sucesso. Os estudos também sugerem que os prognósticos são piores em pessoas que apresentam quadros psicóticos associados (esquizofrenia ou paranóia) e que abusam de drogas ou álcool. Mas mesmo os mais refratários se beneficiam de uma abordagem multidisciplinar, que envolva reumatologista, educador físico ou fisioterapeuta e psicólogo e/ou psiquiatra.

Em geral, a fibromialgia se comporta como uma doença crônica, tal qual a hipertensão arterial ou o diabetes, por exemplo. Em algumas fases, a dor, o cansaço, a insônia e os demais sintomas desaparecem porque o quadro está sob controle; em outras, os sintomas voltam a incomodar. Mas se a pessoa procurar logo o reumatologista e seguir as recomendações, a nova crise pode ser abortada ou atenuada precocemente.

Um exemplo interessante é o de Gustavo, 50 anos. Ele me procurou há três anos, queixando-se de fadiga e dores intensas e generalizadas pelo corpo. Já tinha tentado *watsu* (uma espécie de massagem feita dentro de uma piscina aquecida), homeopatia, acupuntura e vários remédios, sem sucesso. Iniciamos o tratamento e Gustavo teve uma boa recuperação.

Há dois meses, ele voltou ao consultório com uma nova crise. Apresentava dores, fadiga e uma depressão intensa. Havia perdido o emprego e sentia-se extremamente frustrado porque não se conformava com o fato de ser considerado um profissional de "idade avançada" pelo mercado de trabalho, o que o atrapalhava na hora de arrumar outra colocação. Conversei muito com ele. Disse que também não concordava com isto e procurei animá-lo a buscar uma nova atividade. Receitei medicamentos que ele já havia tomado antes e alguns novos. E pedi para retornar ao consultório toda semana no intervalo de um mês a fim de acompanhá-lo de perto. Aos poucos, Gustavo começou a reagir e no momento está evoluindo bem.

Com o tempo, o próprio paciente começa a identificar o que provoca um novo surto: exposição ao frio, posturas inadequadas, esforço físico exagerado, estresse (se quiser relembrar os desencadeantes, dê uma olhada no Capítulo 4) e aos poucos aprende a se poupar, evitar esses inimigos e cuidar melhor de si para prevenir as crises, da mesma forma, por exemplo, que o hipertenso aprende a limitar o sal da comida.

Portanto, ainda que tenha uma doença incurável (como é a pressão alta, o diabetes e tantos outros quadros), o portador de fibromialgia pode levar uma vida normal a ponto de até mesmo se esquecer da síndrome.

Sinais de Recuperação

O que vai indicar a melhora são os relatos do próprio paciente: "Sou outra pessoa", "Minha vida mudou"; "Minha dor diminuiu muito"; "Não sinto mais aquele cansaço"; "Agora durmo a noite inteira"; "O formigamento desapareceu"; "O mau humor passou." O médico fará um levantamento de todos os sintomas apurados na primeira consulta: o que restou da dor (quando resta alguma coisa) é tolerável? Acorda disposto pela manhã? Ainda sente irritabilidade? Qual é a sua avaliação global do tratamento? Está satisfeito?

Do ponto de vista médico, um tratamento é bem sucedido quando a pessoa fica melhor do que estava antes de procurar atendimento e consegue levar sua vida normal.

Assim como não existe exame de laboratório ou de imagem capaz de diagnosticar a fibromialgia, também não há nenhum parâmetro laboratorial para atestar a eficácia do tratamento. Diferentemente do colesterol, que é dosado antes e depois do remédio, na fibromialgia não há nada a dosar no sangue.

Também não há necessidade de o reumatologista voltar a apalpar os *tender points* na consulta de retorno ou no seguimento posterior. Esses locais correspondem a pontos de diagnóstico, não de acompanhamento. Tocá-los não vai esclarecer se o tratamento está dando resultado. A atitude do paciente informa muito mais. Um sorriso no rosto de uma mulher ou de um homem que na primeira consulta chegou cabisbaixo e mal humorado é bastante sugestivo.

No que diz respeito aos remédios, o tempo total de uso varia conforme a resposta do paciente. Em alguns casos, com o passar do tempo, podem ser reduzidos gradativamente e até abolidos, enquanto hábitos saudáveis, sobretudo atividade física regular e controle emocional, preservam o bem-estar.

Um estudo seguiu 89 pacientes por três anos. Durante esse período, 80% deles continuaram a receber medicações. Mas vale a pena esclarecer que o uso nem sempre é contínuo. Em alguns períodos, o remédio pode ser abolido e as doses aumentarem ou diminuírem, conforme a situação. Eventualmente os medicamentos são necessários pelo resto da vida, assim como acontece com os portadores de outros distúrbios crônicos. Só que a quantidade de fármacos e as doses empregadas podem ser reduzidas com o tempo.

Quanto aos antidepressivos, causa de tantos temores injustificados, o tempo mínimo de uso, segundo a Associação Americana de Psiquiatra, é um ano após cessarem os sintomas depressivos. Quando esse prazo é respeitado, o índice de recidiva cai para 30%. Se o fármaco for removido em tempo inferior a um ano, a depressão tende a voltar em 70% dos casos. Isto não significa vício. Significa apenas que sua doença retornou, como acontece com hipertensos em que a pressão arterial volta a subir quando param de tomar o remédio. Esses pacientes são orientados a reiniciar o tratamento com antidepressivos, conforme orientação médica.

Um grupo terá que receber esse fármaco pela vida afora porque na ausência da medicação, as taxas de serotonina caem e desaparece o interesse pela vida. A depressão retorna e compromete sua qualidade de vida.

O mais importante não é se o paciente toma muito ou pouco remédio, por um tempo curto ou pela vida inteira. O principal é que esteja bem e sob supervisão médica. E se a Medicina oferece aliados eficazes, que faça bom uso deles, sem esquecer as outras medidas não farmacológicas, especialmente os exercícios físicos, recomendados para todos os pacientes, pela vida toda.

Lembre-se que na maioria dos casos a fibromialgia é uma doença crônica que pode ser controlada ou não. Você decide!

18

Mitos e Verdades

> *"Todo mundo me cobrava: meus parentes, meu marido... Até meu filho dizia: 'Mãe, você está sempre doente e cansada.' Acabei me convencendo de que o problema era eu."*
>
> **Beatriz, 43 anos**

Muito do que se ouve dizer popularmente sobre fibromialgia está bem longe da realidade e só serve para confundir os doentes e familiares, atrasar o diagnóstico e aumentar o sofrimento. Para evitar que você se deixe levar por conselhos e explicações sem base científica, aqui vai uma relação de 25 *Mitos e Verdades em Fibromialgia*.

1. *Fibromialgia é uma invenção da pessoa.* De modo algum! A fibromialgia é uma doença real, em que ocorre alterações nos neurotransmissores (mensageiros químicos cerebrais). Ela se caracteriza por uma amplificação dolorosa.

2. *Os médicos usam esse termo, fibromialgia, quando não sabem o diagnóstico.* Não, fibromialgia é uma doença definida pelo Congresso Americano de Reumatologia, em 1990. Refere-se à presença de dor difusa pelo corpo por mais de três meses, acompanhada pela presença de pelo menos 11 em 18 pontos dolorosos *(tender points)* à palpação feita pelo reumatologista.

3. *Fibromialgia é a dor de quem não tem o que fazer.* Não, a fibromialgia é democrática: acomete indivíduos de todas as classes sociais, raças, religiões e profissões, de trabalhadores braçais a executivos e intelectuais. Mas tem uma preferência pelo sexo feminino: entre 80% e 90% dos portadores são mulheres.

4. *Hipocondria e fibromialgia são a mesma coisa.* De jeito nenhum! Os hipocondríacos interpretam de forma incorreta funções normais do

organismo e imaginam sofrer de algum quadro grave. A fibromialgia é uma doença real e não imaginária.

5. *Quem tem fibromialgia corre o risco de ficar deformado numa cadeira de rodas.* Não, ela não deforma, não aleija, não mata, mas causa dores intensas e outros sintomas desagradáveis que prejudicam a qualidade de vida.

6. *Todo portador de fibromialgia tem cara de doente.* Ao contrário. A maioria dos doentes tem uma aparência saudável, o que favorece o descrédito: as pessoas ao redor tendem a não acreditar nas suas queixas.

7. *Todo portador de fibromialgia sofre de depressão.* Não. Apenas 25% dos pacientes apresentam depressão no momento do diagnóstico e 50% têm histórico desta doença. A outra metade não possui qualquer indício de depressão. Portanto, mesmo pessoas alegres e joviais podem ser surpreendidas pelas dores da fibromialgia.

8. *Fibromialgia é uma doença que vem do nada.* Não é bem assim. Estresse emocional, mudança climática (particularmente frio e umidade) ou viroses, entre outros fatores, podem desencadear a síndrome em quem for geneticamente predisposto.

9. *Engordar provoca fibromialgia.* Não. O excesso de peso pode, no máximo, agravar as dores na coluna e nos joelhos, mas não é a causa da fibromialgia.

10. *É preciso fazer vários exames para o diagnóstico.* Não. O diagnóstico é exclusivamente clínico, a partir da história do paciente e do exame clínico detalhado. Quando solicitados, os exames servem apenas para excluir outras hipóteses.

11. *Fibromialgia tem cura.* Ainda não, mas a síndrome pode ser controlada. O tratamento permite amenizar e algumas vezes até abolir os sintomas. Desse modo, a pessoa pode ter fibromialgia e nem se lembrar.

12. *O fibromiálgico é um louco, incapacitado, não tem mais solução.* De jeito nenhum! O portador de fibromialgia não é louco, nem incapacitado. Ele é capacitado de um jeito diferente. E, nunca é demais lembrar: tudo na vida tem solução.

13. *Tomar um monte de remédios só pode fazer mal.* Depende. Se a pessoa tomar por conta própria, o perigo existe. Mas com a indicação correta e a supervisão médica adequada, o tratamento tem tudo para dar certo.

14. *Antidepressivos viciam.* Não existe vício por antidepressivo. Os remédios que viciam são os marcados com uma tarja preta e os antidepressivos não fazem parte desse grupo.

15. *Reposição hormonal alivia a fibromialgia.* Falso. Não se trata a fibromialgia com TRH (terapia de reposição hormonal). Mas a falta do estrogênio por ocasião da menopausa pode piorar o quadro.

16. *Repouso é o melhor jeito de diminuir as dores.* Alguns minutos de descanso aliviam a fadiga, mas a atividade física é essencial para quebrar o ciclo dor/descondicionamento/dor. Repouso em excesso reforça o senso de incapacidade e até aumenta as dores.

17. *Exercício físico pode piorar a fibromialgia.* Depende. Quando bem feitos e bem orientados, os exercícios aliviam as dores. Do contrário, servem para amplificá-las.

18. *Hidroginástica é a única opção.* Não. Devemos derrubar o mito de que doenças reumáticas só melhoram na piscina. O exercício deve ser escolhido conforme a preferência do paciente. No caso da fibromialgia, é fundamental que seja de caráter lento e progressivo e praticado conforme orientação do reumatologista.

19. *Mudanças na dieta combatem a fibromialgia.* Por enquanto, nenhum regime alimentar ou produto em particular demonstrou eficácia no tratamento da síndrome. Porém, é importante seguir uma dieta saudável e equilibrada para evitar a fadiga por carência de vitaminas e minerais, bem como o excesso de peso, que agrava as dores.

20. *Ervas, coquetéis de vitaminas, florais e pirâmide podem auxiliar no tratamento.* Não há comprovação científica de que esses métodos tragam benefícios ao portador de fibromialgia. Sabe-se apenas que a acupuntura pode ser empregada como coadjuvante do tratamento graças a seu efeito favorável na modulação da dor.

21. *Fisioterapia não funciona.* Depende. Quando se limita a choquinhos e calor, realmente os resultados deixam a desejar. O paciente precisa aprender exercícios que melhorem a sua performance cardiorrespiratória e fortaleçam seus músculos.

22. *Massagem sempre faz bem.* Depende da intensidade dos movimentos. Em alguns casos, aumenta a dor ao servir de estímulo para a amplificação dolorosa.

23. *Só quem está louco é encaminhado ao psicólogo/psiquiatra.* De jeito nenhum! O reumatologista pode encaminhar a esses especialistas pessoas nas quais o estresse emocional contribui para agravar ou manter a crise. Nesse caso, a psicoterapia, em especial a terapia cognitivo-comportamental, pode colaborar para o alívio dos sintomas, como coadjuvante do tratamento à base de remédios e exercícios físicos.

24. *Tem que tomar remédio a vida toda.* Depende. Em alguns casos, os remédios podem ser reduzidos gradativamente e até abolidos à medida que o paciente assume uma postura ativa: começa a praticar exercícios físicos segundo o recomendado, aprende a administrar melhor o estresse, reorganiza sua rotina etc. Outras vezes, eles podem ser necessários pelo resto da vida, como nos portadores de hipertensão, diabetes e outras doenças crônicas. E há também casos em que eles podem ser utilizados por determinados períodos e em outros, não. Lembre-se: cada caso é um caso. O importante é contar com um bom acompanhamento médico.

25. *O portador é obrigado a conviver com a dor e a fadiga para sempre.* Não mesmo! Vale a pena procurar um reumatologista para aliviar esse sofrimento. Não existe dor intratável, existe dor mal tratada e paciente que recusa tratamento. Se você quiser se tratar e procurar um profissional competente, as chances de sucesso são grandes. O que você está esperando?!

Teste: Será Que Você Tem Fibromialgia?

Leia as perguntas abaixo e assinale a resposta adequada ao seu caso.

1. Você tem dores em todas as partes do corpo como juntas, músculos e coluna há mais de três meses?
   ( ) Sim   ( ) Não
2. Sente um cansaço (falta de energia) desproporcional ao esforço feito?
   ( ) Sim   ( ) Não
3. Você dorme e acorda cansado como se não tivesse dormido?
   ( ) Sim   ( ) Não
4. Sente o corpo rígido ao acordar ou após períodos de imobilidade?
   ( ) Sim   ( ) Não
5. Você range seus dentes à noite?
   ( ) Sim   ( ) Não
6. Tem dores de cabeça frequentes?
   ( ) Sim   ( ) Não
7. Chora fácil, não vê sentido nas coisas, nada mais atrai o seu interesse?
   ( ) Sim   ( ) Não
8. Vive sempre nervoso ou irritado?
   ( ) Sim   ( ) Não
9. Sente os braços formigando ou inchados?
   ( ) Sim   ( ) Não

10. Você tem tonturas de causa desconhecida?

    (   ) Sim   (   ) Não

11. Seu intestino ora fica preso, ora solto?

    (   ) Sim   (   ) Não

12. Você tem uma sacola de exames cujos resultados são todos normais ou não esclarecem as suas queixas?

    (   ) Sim   (   ) Não

Resultado

Se respondeu *sim* às perguntas de números 1 e 12 e assinalou outras três ou mais respostas afirmativas, você é um sério candidato a ter fibromialgia. Procure logo um reumatologista. Caso tenha respondido *não* às perguntas 1 e 12, as chances de ter a síndrome caem muito. Contudo, se houver histórico desta doença na família, é importante ficar atento: repita este teste periodicamente.

20

Daqui pra Frente

Tudo vai ser diferente. Agora que você conhece a fibromialgia pode muito bem escapar das armadilhas que essa doença coloca no seu caminho.

O mais importante é não perder a esperança. Houve um grande avanço nesses últimos 15 anos, desde que a síndrome foi definida pelo Colégio Americano de Reumatologia. As pesquisas científicas aumentaram e permitiram a compreensão de vários mecanismos envolvidos na amplificação dolorosa.

Outros estudos em andamento devem apontar mais algumas peças que faltam nesse quebra-cabeça e muito possivelmente indicar outras abordagens terapêuticas ainda mais eficazes, quem sabe até a cura da fibromialgia.

Por hora, saiba que ninguém está condenado a sofrer de dores, cansaço, distúrbios de sono e outros sintomas e que as queixas podem ser controladas com um tratamento bem planejado. Talvez leve alguns meses, mas se for perseverante e paciente, você vai encontrar o alívio desejado.

Então, poderá voltar a participar de atividades de trabalho, social ou de lazer, não arrastado nem fazendo um esforço enorme para não decepcionar as outras pessoas, mas por um desejo próprio de viver, aproveitar cada momento e ser feliz.

Estou torcendo para que esse dia chegue o mais rápido possível. Sucesso!!!

Evelin Goldenberg

"Eu já não sou o que era: devo ser o que me tornei."

Coco Chanel, estilista francesa (1883-1971)